医药高职高专院校药学教材

上海市高职高专药学专业"085工程"项目建设成果

药用基础化学实训指导

YAOYONG JICHU HUAXUE SHIXUN ZHIDAO

主 编　周淑琴

编 者（按姓氏汉语拼音排序）

陈群力　杜文炜　李　瑾　刘晓睿

陆　叶　唐　浩　熊野娟　姚　虹

张宜凡　张一芳　赵　梅　周淑琴

复旦大学出版社

编写说明

Bian Xie Shou Ming

　　根据教育部《关于加强高职高专教育教材建设的若干意见》和《上海高等教育内涵建设"085"工程实施方案》的文件精神,编写组在药学专业指导委员会的指导下,以充分体现"就业为导向、能力为本位"的职业教育理念,体现以应用为目的,以必需、够用为度,以讲清概念、强化应用为教学重点,培养知识型、发展型的药学技能人才为目的,依据药学专业的人才培养方案及无机化学、分析化学和药用有机化学课程标准编写了本教材。

　　编写工作从对药物制剂企业、医药营销公司、医院药房等企事业单位的药物制剂、药物检测、药品销售、药物调剂和临床用药等职业岗位的分析入手,梳理出岗位所需要的工作任务,提炼出岗位所需的知识、技能和素养的要求,并对接职业资格证书四级的医药商品购销员、药物分析工、药物制剂工的鉴定。

　　本教材共计7个模块,分别是实训安全知识、实验数据处理、实训基础操作、滴定液的配制和标定、药物制备和提取、理化性质的鉴别和药物的含量测定。每个模块都选择典型的、与职业岗位密切相关的工作任务作为实训任务,每个实训任务都列有工作目标、工作前准备、工作依据、工作步骤、工作记录和数据处理及工作后思考,并要求学生在实训前和实训中两个阶段完成。书后附有针对不同实训内容的实训报告格式,以供参考。

　　在本教材的编写过程中,我们得到了上海医药集团股份有限公司中央研究院、药物分析工考评员丁桂英老师给予了大力支持并审稿。在此,我们致以深切的谢意!

　　由于编者水平有限,编写时间有限,书中难免仍有不足,恳请读者和教育界同仁予以批评指正。

编者

2014 年 8 月

1

Mu Lu 目录

实训安全知识

药·用·基·础·化·学·实·训·指·导

药用基础化学是培养药学专业学生基础技能的一门课程。学生通过实训，可在基本操作方面获得较全面的训练；验证、巩固、充实重要理论和概念，并积极扩大应用范围和寻找新的方法。通过平时训练、实训报告、操作技能考核等综合考评，学生可更好地适应职业岗位的需要；并具备从事药学工作的基本技能及观察、分析和解决问题的能力；培养理论联系实际、实事求是的工作作风，以及良好的工作习惯和严谨的科学态度。

为培养严谨的科学作风和科学态度，养成良好的工作习惯，掌握实训方法，并能有效地维护人身和实训室的安全，确保实训的顺利进行，教师和学生进入实训室或进行操作时，必须严格遵守实训室规则。

一、实训室工作守则

实训室工作者应该具有严肃认真的工作态度，科学严谨、精密细致、实事求是的工作作风，整齐、清洁的良好实训习惯。为此应做到以下几点。

（1）应保持整洁、安静和良好的实训秩序，进入实训室应穿白工作服，严禁大声喧哗，严禁在实训室吸烟、吃零食或将食品、餐具带进实训室。

（2）实训前，必须认真预习，明确实训目的、要求，掌握操作步骤、基本原理及注意事项，写好实训预习报告。指导教师应随时抽查学生预习情况，对没有做预习的学生，教师有权停止其实训，令其完成预习后再做。

（3）实训开始时，应先检查仪器、药品是否齐全，如有缺损应及时向教师报告，予以调整补齐。实训时要认真操作，仔细观察各种现象，做好实训记录。做完实训后，应将实训原始记录交指导教师审阅后，方可离开实训室。

（4）使用药品、试剂时，不允许挪动试剂的位置，防止张冠李戴、试剂相互污染。不能用手直接取用药品和试剂，不得入口，取用有毒药品更要小心，不得接触伤口。取出但未用完的药品和试剂不能放回原试剂瓶中，应倾倒在教师指定的容器中。实训时所产生的有毒或腐蚀性废物、污水等要妥善排出或集中深埋，严格按环保部门规定处理，严禁随地抛弃。

（5）天平室内应保持安静，不许大声喧哗。尽量不要在天平室来回走动。进、出天平室时，脚步和动作要轻。与称量无关的物品不能带入天平室。

（6）实训应严格按照操作规范进行。使用强酸、强碱、强氧化腐蚀性及有毒物质时，应注意自身和周围其他人的安全。应爱护公物，小心使用仪器和设备，注意节约用水和用电。

（7）实训台面要保持整洁，仪器放置有条理。公用仪器、试剂不准随意挪动位置，使用后放回原位。

（8）实训完毕后，要认真清点、整理好仪器、药品及其他设备，玻璃仪器要刷洗干净，摆放整齐并记录仪器使用情况。实训室内的物品未经指导教师许可不准带出实训室。

（9）熟悉灭火器材、沙箱及药箱等的放置地点和使用方法，安全用具要妥善保护，不准移作他用。

（10）严格值日生制度。值日生应认真打扫卫生，检查水、电。经实训教师检查合格后，值日生方可离开实训室。

二、实训室的安全知识

（一）实训室的安全及突发事故的预防

实训所用原料、试剂种类繁多，经常要使用易燃、易爆、有毒和强腐蚀性的化学药品，若使用不当，就有可能引发火灾、爆炸、中毒、烧伤等事故。同时，实训中大部分使用的是玻璃仪器，还经常使用电器设备、煤气等，因其自身性质也增加了实训中一些潜在的危险性。若实训者使用不当，也会发生事故。为了对各类突发事故和事件做出及时的响应和处理，有效地控制事态的发展，尽可能地减少伴随的灾害损失和伤害，将发生事故造成的损失降低到最低限度。实训者必须熟练地处理现场触电、现场火灾和化学品烧伤等事故的方法。

1. 现场触电应急处理预案　首先要使触电者迅速脱离电源，越快越好。触电者未脱离电源前，救护人员不准用手直接触及伤员。

使触电者脱离电源方法：①切断电源开关；②若电源开关较远，可用干燥的木棒、竹竿等挑开触电者身上的电线或带电设备；③可用几层干燥的棉布将手包住，或者站在干燥的木板上，拉触电者的衣服，使其脱离电源。

触电者脱离电源后，应视其神志是否清醒，采用不同的方法。神志清醒者，应使其就地躺平，严密观察，暂时不要站立或走动；神志不清者，应就地仰面平躺，且确保气道通畅，并用5 s 时间，呼叫伤员或轻拍其肩膀，判定伤员是否意识丧失。禁止摇动伤员头部呼叫伤员。抢救人员应立即就地坚持用人工心肺复苏法正确抢救伤员，并设法联系医务部门紧急救治。

2. 现场火灾应急处理预案　发现火灾事故时，要及时向实训中心管理员及公安消防部门"119"电话报警，并立即切断电源。报警时，讲明发生火灾或爆炸的地点，燃烧物质的种类和数量，火势情况，报警人姓名、电话等详细情况。根据火灾类型，应采用不同的灭火器材进行灭火。化学类实训室发生的火灾一般为易燃可燃液体、易燃气体和油脂类等化学品的火灾和带电电气设备火灾。

（1）化学药品火灾扑救方法：立即切断可燃液体的来源，同时将燃烧区容器内可燃液体排至安全地区，并用水冷却燃烧区可燃液体的容器壁，减慢蒸发速度；及时使用大剂量泡沫灭火器、干粉灭火器将液体火灾扑灭。对于可燃气体应关闭可燃气阀门，防止可燃气发生爆炸，然后选用干粉、卤代烷、二氧化碳灭火器灭火。

（2）带电电气设备火灾扑救方法：应切断电源后再灭火。因现场情况及其他原因，不能断电，需要带电灭火时，应使用沙子或干粉灭火器，不能使用泡沫灭火器或水。

（3）烧伤急救处理：①烧伤发生时，伤员用冷水冲洗，或伤员自己浸入附近水池浸泡，防止烧伤面积进一步扩大。②衣服着火时，应立即脱去并用水浇灭或就地躺下，滚压灭火。冬天身穿棉衣时,有时明火熄灭,暗火仍燃,衣服如有冒烟现象应立即脱下或剪去以免继续烧伤。身上起火不可惊慌奔跑,以免风助火旺;也不要站立呼叫,免得造成呼吸道烧伤。③烧伤经过初步处理后,要及时将伤员送往就近医院进一步治疗。

3. 化学品烧伤事故应急处理预案　实训过程中若不慎将酸、碱或其他腐蚀性药品溅在身上,应立即用大量的水进行冲洗,冲洗后相应地用苏打(针对酸性物质)或硼酸(针对碱性物质)进行中和。并及时向指导老师报告,指导老师应视情况将其送入医院就医。

(二) 实训室"三废"的处理

实训室"三废"的处理是指对从实训中产生的废气、废液、废渣的处理。如果对其不加处理而任意排放,不仅污染周围空气、水源和环境,造成公害,而且"三废"中的有用或贵重成分未能回收,在经济上也是损失,因而,必须进行回收和综合利用。

1. 废气　实训中产生少量有毒有害气体的实验,可以在通风橱中进行,有毒有害气体通过排风设备被排至室外,被大量的空气稀释,确保室内空气不被污染;产生大量的有毒有害气体的实验,必须有吸收或处理的措施。例如,Cl_2,H_2S,SO_2 等酸性气体用碱液吸收后排放;NH_3 用硫酸溶液吸收后再排放。

2. 废液　实验中产生的废酸和废碱,分别倒入废酸桶和废碱桶,然后分别用含碱的废液和含酸的废液中和,剩余的酸或碱可用 $NaOH$ 或 H_2SO_4 中和,用 pH 试纸调至 pH 值为 6～8 后倒入废液桶,再集中处理。对可以回收利用的溶剂应及时回收。

3. 废渣　实训时产生的玻璃碎片、夹带滤渣的滤纸、碎瓷片、火柴棒等,可以作为一般的生活垃圾处理。用过的空试剂瓶、污桶等交学校有关部门统一处理。

三、化学试剂的级别、选择、使用和保管

化学试剂有一定的级别和规格,不同级别和规格的化学试剂纯度不同,用途各异。化学试剂的纯度对分析结果准确度的影响很大,不同的分析工作对试剂纯度的要求也不同。因此,必须了解化学试剂的性质、类别、用途等方面的知识,以便合理选择、正确使用、妥善管理。

(一) 化学试剂的级别

化学试剂的级别是以其中所含杂质多少来划分的,常用的有 3 个等级。其级别和适用范围如表 1-1 所示。

表 1-1　化学试剂的等级标志及适用范围

等　　级	中文标志	符　　号	标签颜色	适用范围
一级品	色谱纯	G.R	绿色	纯度很高,适用于精密分析工作和科研工作
二级品	分析纯	A.R	红色	纯度较高,适用于一般的分析工作和科研工作
三级品	化学纯	C.P	蓝色	纯度较低,适用于一般化学试验

此外,还有基准试剂、光谱纯试剂、色谱纯试剂等。基准试剂的纯度相当于或高于优级纯试剂,主要用作滴定分析中的基准试剂,也可用于直接配制滴定液。光谱纯试剂的杂质低于光谱分析法的检测限,主要用作光谱分析中的标准物质。色谱纯试剂的杂质低于色谱分

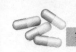
析法的检测限,主要用作色谱分析中的标准物质。

（二）化学试剂的选用

化学试剂的纯度越高,价格越贵。因此,应根据分析任务、分析方法和对分析结果准确度的要求等,选用不同等级的化学试剂,既不要超级别而造成不必要的浪费,也不要随意降级别而影响分析结果的准确度。例如,滴定分析中常用的滴定液,一般应选用分析纯试剂配制,再用基准试剂进行标定。滴定分析所用的其他试剂一般为分析纯试剂。

（三）化学试剂的使用和保管

化学试剂使用不当或保管不善,极易发生变质或被污染,将会影响分析结果的准确度,甚至造成实训的失败。因此,必须按要求使用和保管化学试剂。

（1）使用试剂前要认清标签,取用时不可将瓶盖随意乱放,应将瓶盖倒放在干净的地方,取用后应立即盖好,以防试剂被其他物质污染。

（2）固体试剂应用洁净干燥的药匙取用,液体试剂应用干净的量筒或烧杯量取,量取时试剂瓶标签朝上。多余的试剂不准放回原试剂瓶中,以防污染试剂。

（3）易氧化（如氯化亚锡、亚铁盐等）、风化或潮解的试剂（如 $AlCl_3$,$NaOH$ 等）,使用后应重新用石蜡密封瓶口;易受光分解的试剂（如 $KMnO_4$,$AgNO_3$ 等）,应保存在暗处;易受热分解的试剂和易挥发的试剂应保存在阴凉处。

（4）受光、热、空气、水或撞击等外界因素的影响,可能引起燃烧、爆炸的（如金属钠、乙醇等）试剂,或具有强腐蚀性（如 H_2SO_4 等）、剧毒性的试剂（如 $NaCN$,As_2O_3,$HgCl_2$ 等）必须按有关规定,安全使用,妥善保管。

实验数据处理

药·用·基·础·化·学·实·训·指·导

任务一 检验误差

在定量分析过程中,由于受到很多确定的或不确定的因素影响,使得测量结果偏离真实值,因此,测量误差是客观存在的。为了获得尽可能准确可靠的分析结果,必须分析产生误差的原因,估计误差的大小,用统计学方法处理实验数据,并采取适当的方法减少各种误差,提高分析结果的准确性。

一、误差和误差的分类

误差是指测定值与真实值之差。根据误差的性质和产生因素,可将其分为系统误差和偶然误差。

1. **系统误差** 系统误差又称为可测误差,是由于某些确定因素所造成的。例如,仪器不够精确、试剂不纯、分析方法不完善、操作者的因素等引起误差。这些因素使得测定结果经常偏高或偏低。因此,系统误差有固定的大小、正误差和负误差出现的机会相等,是可测的,也是可以消除的。

根据系统误差的性质和产生的原因,可将其分为以下几类。

(1) 方法误差:由于分析方法本身不完善所造成的误差。例如,在滴定分析中,反应不完全、干扰离子影响、滴定终点与化学计量点不符等;在重量分析中,沉淀的溶解损失、共沉淀和后沉淀、灼烧时沉淀的分解或挥发等。

(2) 仪器和试剂误差:由于仪器本身不够精确、试剂不纯、蒸馏水含有被测物质或干扰物质所造成的误差。例如,砝码质量、容量仪器未经校正;试剂或基准物质纯度不够等。

(3) 操作误差:由于分析人员操作引起的误差。例如,称样时未注意样品吸湿,在洗涤沉淀时用水过多,滴定终点判断不当等。

(4) 主观误差:由于分析人员本身的主观因素所造成的误差。例如,滴定终点颜色判断,有人偏深,有人偏浅;滴定管读数,有时偏高,有时偏低;对同一试样多次重复测定,为了使测定结果重现性好些,在读数时有时带有主观倾向性等。

2. **偶然误差** 偶然误差又称为不可测误差,是由测定过程中一些偶然因素引起的。如操作环境偶然变化、仪器性能的微小波动等。偶然误差不能修正,也不能完全消除。在检验过程中,按照操作规程正确操作,严格控制实验条件,对同一试样进行多次(一般 3～5 次)重复测定,取平均值作为分析结果,可以减小偶然误差。

3. 过失误差 过失误差是由于分析人员的差错引起的。例如,加错试剂、溶液溅失、读错数字、写错数据等。这些由于分析人员粗心大意、错误操作引起的失误,不属于误差之列,由此得到的实验数据必须剔除。也可以通过加强操作者的工作责任心加以避免。

二、误差的表示

在药物检验工作中常用的误差表示方法有下列几种。

1. 绝对偏差(d) 绝对偏差是个别测定值(X_i)与平均值($\overline{X}$)的差值,即:

$$d = 测得值 - 平均值 = X_i - \overline{X}$$

2. 平均绝对偏差($\overline{d}$) 是各次测定绝对偏差绝对值的平均值,即:

$$\overline{d} = \frac{\sum\limits_{i=1}^{n} |X_i - \overline{X}|}{n}$$

3. 相对平均偏差($R\overline{d}$) 是平均偏差占平均值的百分率,即:

$$R\overline{d} = \frac{平均绝对偏差}{平均值} \times 100\% = \frac{\overline{d}}{\overline{X}} \times 100\%$$

4. 标准偏差(S)和相对标准偏差(RSD) 用统计方法处理数据时,常用标准偏差(S)和相对标准偏差(RSD),更能反映个别偏差较大的数据对测定结果重现性的影响。

(1)标准偏差(S):标准偏差反映一组测定数据的离散程度,即:

$$S = \sqrt{\frac{\sum\limits_{i=1}^{n} (X_i - \overline{X})^2}{n-1}}$$

式中:n 为一组数的个数;X_i 为一组数的第几个数值;$\overline{X}$ 为一组数的平均值。

(2)相对标准偏差(RSD):是标准偏差占平均值的比值,即:

$$RSD = \frac{标准偏差}{平均值} \times 100\% = \frac{S}{\overline{X}} \times 100\%$$

【实例分析】 标定 NaOH 溶液浓度,4 次平行测定结果为:0.104 1 mol/L, 0.104 3 mol/L, 0.103 9 mol/L, 0.104 4 mol/L,计算 NaOH 溶液平均浓度、绝对偏差 d、平均偏差、相对平均偏差、标准偏差 S 和相对标准偏差 RSD。

解:

$$NaOH 溶液平均浓度 \overline{X} = \frac{0.104\ 1 + 0.104\ 3 + 0.103\ 9 + 0.104\ 4}{4} = 0.104\ 2\ mol/L$$

$$绝对偏差 d_1 = 0.104\ 1 - 0.104\ 2 = -0.000\ 1\ mol/L$$

$$绝对偏差\ d_2 = 0.104\ 3 - 0.104\ 2 = 0.000\ 1\ mol/L$$
$$绝对偏差\ d_3 = 0.103\ 9 - 0.104\ 2 = -0.000\ 3\ mol/L$$
$$绝对偏差\ d_4 = 0.104\ 4 - 0.104\ 2 = 0.000\ 2\ mol/L$$

$$平均偏差\ \bar{d} = \frac{\sum_{i=1}^{n} |X_i - \bar{X}|}{n}$$

$$= \frac{|-0.000\ 1| + |0.000\ 1| + |-0.000\ 3| + |0.000\ 2|}{4}$$

$$= 0.000\ 2\ mol/L$$

$$相对平均偏差\ R\bar{d} = \frac{\bar{d}}{\bar{X}} \times 100\% = \frac{0.000\ 2}{0.104\ 2} \times 100\% = 0.2\%$$

$$标准偏差\ S = \sqrt{\frac{\sum (X_i - \bar{X})^2}{n-1}} = \sqrt{\frac{(-0.000\ 1)^2 + (0.000\ 1)^2 + (-0.000\ 3)^2 + (0.000\ 2)^2}{4-1}}$$

$$= 0.000\ 23\ mol/L$$

$$相对标准偏差\ RSD = \frac{S}{\bar{X}} \times 100\% = \frac{0.000\ 23}{0.104\ 2} \times 100\% = 0.22\%$$

在表示相对平均偏差和相对标准偏差时，一般保留 1 位有效数字，最多取 2 位有效数字，一般采用只进不舍，即将偏差看大一些。

在容量分析中，对误差要求小些，容量分析法相对偏差≤0.2%，重量法≤0.5%，滴定液的标定与复标≤0.1%。

三、准确度与精密度的关系

准确度是指测量值与真实值接近的程度。它表示测定结果的正确性，准确度的高低用误差值的大小来衡量，误差值越小，准确度越高；反之，准确度越低。

精密度是指一组平行测量的各测量值之间互相接近的程度。它表示测量值的重复性和再现性。精密度的高低用偏差的大小来衡量，偏差愈小，精密度愈高。

例如，甲、乙、丙、丁 4 人同时测定阿司匹林的含量（真实值为 90.36%），分别进行 4 次平行实验，测定结果如图 2-1 所示。

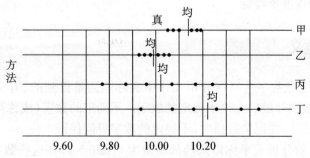

图 2-1　不同分析人员测定结果分布图

由 4 人的测定结果可见,甲测定的精密度很高,但准确度并不高;乙测定的精密和准确度都很高,结果可靠;丙测定的精密度很差,虽然平均值接近真值,但这是由于正负误差抵销,属于偶然巧合,是不可靠的;丁测定的精密和准确度都很差。

从上例分析可知,高精密度是获得高准确度的前提条件;但精密度好,准确度不一定高。只有在消除系统误差的前提下,精密度好,准确度才高。

四、提高分析结果准确度的方法

准确度表示测定结果的正确性。要获得正确的分析结果,必须尽可能减少测定过程中的误差。减少误差的主要方法有以下几种。

1. 选择适当的分析方法　不同的分析方法,有不同的灵敏度和准确度。一般来说,常量组分的测定选择化学分析法;微量组分或痕量组分的测定则选择仪器分析法。

2. 减少测量误差　天平称量的绝对误差和容量仪器刻度的误差都是一定的,要使称量和体积测量的相对误差小,称取试样量和量取体积不能太小。

3. 减少系统误差

(1) 对照试验:是指用已知含量的标准品代替待测试样,在完全相同的条件下进行实验来对照,是检查系统误差的有效方法。

(2) 空白试验:是指在不加供试品或以等量溶剂代替供试液的情况下,按同法操作所得的结果。例如,含量测定中的"并将滴定的结果用空白试验校正",是指按供试品所耗滴定液的量($V_供$)与空白试验中所耗滴定液的量($V_空$)之差($V_供-V_空$)进行计算。这样可以消除试剂、纯化水或器皿等带入的误差。

(3) 校准仪器:仪器不准确产生的误差可通过校准仪器来减小。例如,砝码、滴定管、移液管和容量瓶等,在定量分析中,都必须进行校正,并在计算结果中采用校正值。

4. 减少偶然误差　增加重复测定次数,取测量值的算术平均值作为测定结果,可以减少偶然误差。

任务二　有效数字及运算

在定量分析中,实验数据的记录和运算结果要保留多少位数不是任意的,应根据测量仪器、分析方法的准确程度来确定。

一、有效数字的定义

1. 有效数字　有效数字是指在分析工作中实际能测量得到的、有实际意义的数值,包括所有准确测量的数字和最后 1 位不确定的数字。不确定的数字(或称可疑数字)是根据测量仪器的准确度来估计,在记录数据时,不确定的数字只能保留 1 位。

例如,万分之一的分析天平称得某药品质量为 0.130 5 g,在这些数字中,0.130 是准确无误的,但最后一位"5"是不准确的,可能有±0.1 mg 的误差,即其实际质量是在(0.130 5±

0.000 1)g 范围内的某一数值。

又如:使用 10 ml 移液管量取 10 ml 溶液时,应写成 10.00 ml,即 4 位有效数字。

再如:甲、乙、丙、丁 4 人读取滴定管上的刻度数据分别为:甲 23.43 ml、乙 23.42 ml、丙 23.44 ml、丁 23.43 ml。"23.4"是从滴定管刻度准确无误读取的,但 0.03 ml、0.02 ml、0.04 ml、0.03 ml 是根据滴定管刻度误差±0.01 ml,在滴定管最小刻度之间估计的。

2. 有效位数　有效位数是指确定不确定的数字的位置。这个位置确定后,其后面的数字均为无效数字。确定有效位数应注意以下几点。

(1) 在数字(1～9)中间或之后的"0"是有效数字,如 20.10 ml 中 2 个"0"均为有效数字,有效数字为 4 位;在数字(1～9)之前的"0"不是有效数字,如 0.000 23 前面 4 个"0"都不是有效数字,只起定位作用,有效数字为 2 位,可写成 2.3×10^{-4}。

(2) 有效数字的首位数字为 8 或 9 时,其有效位数可以多计 1 位。例如,95% 与 115%,都可以看成是 3 位有效位数;99.0% 与 101.0% 都可以看成是 4 位有效数字。

(3) 对数有效数字的位数只取决于小数点后面数字的位数;整数部分只相当原数值的方次,不是有效数字。例如, $\lg(1.6\times10^3)=0.204\ 12+3=3.204\ 12$,3 相当 $\lg10^3$,不是有效数字;1.6 是 2 位有效数字,$\lg 1.6$ 的结果也应取 2 位有效数字 0.20,所以 $\lg(1.6\times10^3)$ 结果应是 3.20。

(4) 在分析化学中常遇到 pH,pM,$\lg K$ 等对数值,其有效数字位数取决于小数部分数字的位数(整数部分只代表该数的方次),如 pH = 10.28,换算为 H^+ 浓度时,应为 $[H^+]=5.2\times10^{-11}$ mol/L(是 2 位,而不是 4 位)。又如 pH = 12.68,pKa = 10.75,有效数字均为 2 位,而不是 4 位。

(5) 不能因为变换单位而改变有效数字的位数。例如,0.034 5 g 是 3 位有效数字,用毫克表示应为 34.5 mg,用微克表示则为 3.45×10^4 μg,而不能写成 34 500 μg。

3. 有效数字中"0"的意义　"0"在有效数字中可有数字定位或有效数字双重作用(表 2-1)。

表 2-1 "0"在有效数字中的作用

数　字	有效数字的位数	说　明
1.000 8, 318.10	5 位	数字之间和小数点后末尾的"0"是有效数字
0.100 0, 10.98%	4 位	
54, 0.004 0	2 位	
0.038 2, 1.98×10^{-10}, 4.50×10^3	3 位	数字前面所有的"0"只起定位作用
0.05, 2×10^5	1 位	
3 600, 100	不明	以"0"结尾的正整数,有效数字位数不清
自然数 e, π	无限	非测量所得是自然数,其有效位数为无限

二、有效数字修约规则

有效数字修约遵循"四舍六入五留双"原则,该原则规定如下。

(1) 被修约数字首位小于或等于 4 时,舍去;等于或大于 6 时,则进位。例如,1.354 8 和 12.801 修约为 3 位有效数字,分别应写成 1.35 和 12.8。

（2）被修约数字首位等于5时，若5后还有不全为0的数字，则进位。5后无数字或全为0，则看5前一位是奇数还是偶数，若为奇数，则进位；若为偶数则舍去。例如，1.355 01修约为3位有效数字应写成1.36；1.355 0和12.85修约为3位有效数字应写成1.36和12.8。

（3）修约要一次完成，不能分多次修约。例如，1.354 8修约为3位有效数字，不能先修约为1.355，再修约为1.36。

三、有效数字计算规则

在计算分析结果时，每个测量值的有效数字位数可能不同，每个测量值的误差都会传递到分析结果。为了确保分析结果数字的准确性，要遵守有效数字的运算规则。

1. 加减运算　几个测量值相加或相减结果以小数后位数最少的数据为准。

例如，$0.012\ 1 + 25.64 + 1.057\ 82 = 0.01 + 25.64 + 1.06 = 26.71$，有效数字位数取决于小数点后位数最少的数据"25.64"的位数。

2. 乘除运算　几个测量值相乘或相除结果是以有效数字最少的数据为准。

例如，$0.012\ 1 \times 25.64 \times 1.057\ 82 = 0.012\ 1 \times 25.6 \times 1.06 = 0.328$，有效数字位数取决于位数最少的数据"0.012 1"的位数。

$\pm \dfrac{1}{121} \times 100\% = \pm 0.8\%$，有效数字位数取决于位数最少的数字的位数。

$\pm \dfrac{1}{2\ 564} \times 100\% = \pm 0.4\%$，有效数字位数取决于位数最少的数字的位数。

$\pm \dfrac{1}{105\ 782} \times 100\% = \pm 0.009\%$，有效数字位数取决于位数最少的数字的位数。

注意：

（1）在乘除运算中，如果遇到9以上的大数（9.00，9.86等），它们的相对误差绝对值约为0.1%，与10.06，12.08这些4位数有效数字的数值的相对误差绝对值接近，故通常将这些9以上的大数当做4位有效数字的数值处理。

（2）如果没有误差数字参与计算，就不按此规则运算。例如，每个称量瓶9.3 g，5个称量瓶总质量为$5 \times 9.3 = 46.5$ g，因为5是无误差数字。

（3）在计算过程中，为提高计算结果的可靠性，可暂时多保留1位数字，而在得到最后结果时，则应舍弃多余的数字。

（4）在实际测定中，当被测组分含量大于10%时，一般要求结果有4位有效数字；在1%～10%时，结果要3位有效数字；小于1%时，结果只要2位有效数。

【练习】

一、单项选择题（在A，B，C，D 4个选项中，选择最合适的）

1. 某样品分析结果的准确度不好，但精密度好，可能是（　　）

　　A. 操作失误　　　B. 记录有差错　　　C. 使用试剂不纯　　　D. 测定次数太少

2. 在滴定分析中，若试剂含少量待测组分，消除误差的方法是（　　）

　　A. 校准仪器　　　B. 空白试验　　　C. 对照试验　　　D. 鉴别试验

3. 在不加试样的情况下,按测定试样待测组分相同的测定方法、条件和步骤进行的试验,称为(　　)

　　A. 对照试验　　　B. 空白试验　　　C. 平行试验　　　D. 预试验

4. NaOH 滴定液的浓度为 0.101 0 mol/L,它的有效数字为(　　)

　　A. 1 位　　　　　B. 2 位　　　　　C. 3 位　　　　　D. 4 位

5. 0.030 50 修约为 2 位有效数字应写成(　　)

　　A. 0.03　　　　　B. 0.030　　　　　C. 0.031　　　　　D. 0.030 5

6. 4 人分别测定某样品的含量,试样称取 2.135 g,下列 4 份报告结果合理的是(　　)

　　A. 4.163 4%　　　B. 0.163%　　　　C. 4.16%　　　　　D. 4.2%

7. 213.64 + 4.4 + 0.324 4 的计算结果有效数字应取(　　)

　　A. 1 位　　　　　B. 2 位　　　　　C. 3 位　　　　　D. 4 位

8. (2.236 × 1.158 139 7)/(1.040 × 0.200) 的结果应为(　　)

　　A. 12　　　　　　B. 12.4　　　　　C. 12.5　　　　　D. 12.45

9. 增加重复测定次数,取其平均值作为测定结果,可以减少(　　)

　　A. 系统误差　　　B. 仪器误差　　　C. 方法误差　　　D. 偶然误差

10. 分析工作中实际能够测量得到的数字称为(　　)

　　A. 精密数字　　　B. 准确数字　　　C. 有效数字　　　D. 可靠数字

二、计算下列各组数据的平均值、平均偏差和相对平均偏差

1. 99.54%,99.36%,99.44%,99.53%,99.48%

2. 0.103 3 mol/ml,0.105 5 mol/ml,0.104 6 mol/ml,0.105 2 mol/ml,0.104 7 mol/ml

三、计算下列各式的结果

1. $\dfrac{3.51 \times 3.25 \times 23.42}{4.32 \times 104}$

2. $\dfrac{5.247\ 5 \times 3.98 + 3.05 - 3.572\ 0 \times 4.60 \times 10^{-3}}{4.275\ 2}$

四、某分析人员 5 次平行测定维生素 C 的含量,结果分别为 99.12%,99.11%,99.16%,99.14% 和 99.15%,计算维生素 C 的含量的平均值、绝对偏差 d、平均偏差、相对平均偏差、标准偏差 S 和相对标准偏差 RSD。

五、由甲、乙、丙 3 人的实验数据分析结果如下表所示,标准值为 0.31,画图并说明甲、乙、丙 3 人实验数据的准确度和精密度。

实验员	1	2	3	4	平均值
甲	0.20	0.20	0.18	0.17	0.19
乙	0.40	0.30	0.25	0.23	0.30
丙	0.36	0.35	0.34	0.33	0.35

任务三 工作记录和实训报告

工作记录是进行实训内容和书写实训报告的重要依据。在进行实训时,要做到操作认真,观察仔细,思考积极,将观察到的现象及测得的各种数据,及时地记录于记录本中。写好工作记录是从事科学实训的一项重要训练。也是药学工作者应具备的基本能力。为此,应注意以下问题。

1. 实验数据的记录 实验数据的记录应注意以下几点:① 使用专门的实验记录本,其篇页都应编号,不得撕去任何一页。严禁将工作记录在小纸片上或随意记录在其他地方。② 实验数据的记录必须做到及时、准确、清楚。坚持实事求是的科学态度。严禁随意拼凑和伪造数据。③ 实验记录上的每一个数据都是测量的结果,应检查记录的数据与测定结果是否完全相同。④ 记录数据时,一切数据的准确度都应做到与分析的准确度相适应(即注意有效数字的位数)。⑤ 记录内容力求简明,如能用列表法记录的则尽可能采用列表法记录。⑥ 当工作记录有误时,应将数据用一横线划去,并在其上方写上正确的数字。

2. 药物检测类实训报告的书写项目 如下表所示。

实训日期:＿＿＿＿＿＿＿＿天气情况:＿＿＿＿＿＿＿＿＿＿＿＿＿＿＿

学生姓名:＿＿＿＿＿＿＿＿班级:＿＿＿＿＿＿＿＿＿学号:＿＿＿＿＿＿＿＿

指导教师:＿＿＿＿＿＿＿＿实训成绩:＿＿＿＿＿＿＿＿＿

任务××:＿＿＿＿＿＿＿＿＿＿＿＿＿＿＿＿

一、工作目标

二、工作前准备

1. 工作环境

地点:＿＿＿＿＿＿＿＿温度:＿＿＿＿＿＿＿＿相对湿度:＿＿＿＿＿＿＿＿

其他特殊要求:

2. 试剂名称和规格

3. 仪器名称和型号

4. 注意事项

三、工作依据

四、工作步骤

以上内容要求进入实训室前完成

五、工作记录

1. 记录(含数据记录和操作记录)

2. 数据处理(含计算过程)

结论:

操作者签名:＿＿＿＿＿＿＿＿检查者签名:＿＿＿＿＿＿＿＿＿

六、工作后思考(工作体会、思考题等)

---

3. **药物制备提取类实训报告的书写项目** 如下表所示。

实训日期：＿＿＿＿＿＿ 天气情况：＿＿＿＿＿＿＿＿＿
学生姓名：＿＿＿＿＿ 班级：＿＿＿＿＿＿ 学号：＿＿＿＿＿＿
指导教师：＿＿＿＿＿ 实训成绩：＿＿＿＿＿＿

任务××：＿＿＿＿＿＿＿＿＿＿＿＿＿＿＿
一、工作目标
二、工作前准备
1. 工作环境
地点：＿＿＿＿＿ 温度：＿＿＿＿＿ 相对湿度：＿＿＿＿＿＿
其他特殊要求：
2. 试剂名称、规格和用量
3. 仪器名称、型号和数量
4. 注意事项
三、工作依据
四、装置图

<u>以上内容要求进入实训室前完成</u>

五、工作步骤及记录（含收率计算和结束工作）

时间	操作步骤	现象和解释

六、工作后思考（工作体会、思考题等）

注：收率是实际产量与理论产量的比值，用百分数（％）表示。

4．药物鉴别类实训报告的书写项目　如下表所示。

<table>
<tr><td colspan="3" align="center">实训报告格式</td></tr>
<tr><td colspan="3">实训日期：＿＿＿＿＿＿＿＿天气情况：＿＿＿＿＿＿＿＿＿＿＿＿＿＿</td></tr>
<tr><td colspan="3">学生姓名：＿＿＿＿＿＿＿班级：＿＿＿＿＿＿＿学号：＿＿＿＿＿＿＿＿</td></tr>
<tr><td colspan="3">指导教师：＿＿＿＿＿＿＿实训成绩：＿＿＿＿＿＿＿</td></tr>
<tr><td colspan="3">任务××：＿＿＿＿＿＿＿＿＿＿＿＿＿＿＿
一、工作目标
二、工作前准备
1．工作环境
地点：＿＿＿＿＿＿＿温度：＿＿＿＿＿＿＿相对湿度：＿＿＿＿＿＿＿
其他特殊要求：
2．试剂名称和规格
3．仪器名称和型号</td></tr>
<tr><td colspan="3" align="right">以上内容要求进入实训室前完成</td></tr>
<tr><td colspan="3">三、工作步骤及记录</td></tr>
<tr><td align="center">操作步骤（含装置图）</td><td align="center">现象</td><td align="center">结论</td></tr>
<tr><td></td><td></td><td></td></tr>
<tr><td colspan="3">四、工作后思考（工作体会、思考题等）</td></tr>
</table>

实训基础操作

药·用·基·础·化·学·实·训·指·导

在进行药物的检测、制备和提取时,涉及一些共性的基础操作,如果操作不当会直接影响实训的结果,必须按规范操作。这里列出的基础操作有玻璃仪器的洗涤、干燥和保管,称取药品,滴定分析使用的容量瓶、移液管和滴定管的操作,常用溶液的配制和稀释,还有一些简单的玻璃工操作。

任务一 玻璃仪器的洗涤、干燥和保管

一、认识常用玻璃仪器

常用玻璃仪器的主要用途、使用注意事项如表 3-1 所示。

表 3-1 常用玻璃仪器的主要用途、使用注意事项一览表

名 称	主要用途	使用注意事项
烧杯	配制溶液、溶解样品等	加热时应置于石棉网上,使其受热均匀,一般不可烧干
锥形瓶	加热处理试样和容量分析滴定	同烧杯的要求
碘量瓶	碘量法或其他生成挥发性物质的定量分析	同烧杯的要求
圆底烧瓶	加热及蒸馏液体	一般避免直火加热,应置于石棉网上或各种加热浴加热
洗瓶	盛装纯化水	不能加热

名 称	主要用途	使用注意事项
量筒 量杯	粗略地量取一定体积的液体	不能加热,不能在其中配制溶液,不能在烘箱中烘烤,操作时要沿壁加入或倒出溶液
容量瓶	配制准确体积的标准溶液或被测溶液	磨口塞要保持原配;漏水的不能用;不能在烘箱中烘烤,可用水浴加热
滴定管	容量分析滴定操作,分酸式、碱式	活塞要原配;漏水的不能使用;不能加热;不能长期存放碱液;碱式滴定管不能存放与橡皮作用的滴定液
移液管	准确地移取一定量的液体	不能加热;上端和尖端不可磕破
刻度吸管	准确地移取各种不同量的液体	同移液管要求
称量瓶	矮形用作测定干燥失重或在烘箱中烘干的基准试剂;高形用于称量基准试剂、样品	磨口塞要原配,不可烘烤磨口塞
试剂瓶	细口瓶用于存放液体试剂;广口瓶用于装固体试剂;棕色瓶用于存放见光易分解的试剂	不能加热;不能在瓶内配制在操作过程放出大量热量的溶液;磨口塞要保持原配;放碱液的瓶子应使用橡皮塞
滴瓶	装需滴加的试剂	磨口塞要原配,不可烘烤磨口塞

名　称	主要用途	使用注意事项
漏斗	长颈漏斗用于定量分析,过滤沉淀;短颈漏斗用作一般过滤	不能加热
普通试管 离心试管	普通试管用于定性分析检验离子;离心试管可在离心机中借离心作用分离溶液和沉淀	硬质玻璃制的试管可直接在火焰上加热,但不能骤冷;离心管只能在水浴中加热
钠氏比色管	比色、比浊分析时使用	不可直火加热;磨口塞必须原配;注意保持管壁透明,不可用去污粉刷洗
研钵	研磨试剂及试样;不能研磨与玻璃作用的物质	不能撞击;不能烘烤
干燥器	保持烘干或灼烧过的物质的干燥;也可干燥少量制备的产品	底部放干燥剂,盖磨口处涂适量凡士林;不可将热的物体放入,放入温热的物体后要时时开盖以免盖子跳起或冷却后打不开盖子
球形冷凝管	用于反应装置中,即在反应时防止反应物的蒸发流失而用球形冷凝管冷凝回流	外套管的下嘴用以连接冷却水源,上嘴用以作冷却水的出口
直形冷凝管	用于蒸馏,即在用蒸馏法分离物质时使用	同球形冷凝管要求
蒸馏头	用于连接烧瓶与冷凝管	若用于减压蒸馏,使用前应在磨口处涂凡士林
接引管	用于将冷凝液导入接收容器中	不带支管的接引管,与接收容器之间不可塞紧;带支管的接引管,被蒸馏物为易挥发、易燃的,支管接一根长橡皮管,通入下水管;减压蒸馏时,支管接真空泵

名 称	主要用途	使用注意事项
分液漏斗	用于不相溶的液体分离	使用前需要检漏,两种液体分别从上口、下口倒出
抽滤瓶	用于晶体或粗颗粒沉淀的减压过滤	滤纸要略小于漏斗的内径,才能贴紧;使用时先开抽气管,再过滤,过滤完毕后,先拔去抽气管
布氏漏斗		

二、玻璃仪器的洗涤

在药物检验工作中,玻璃仪器的洗涤、干燥和保管不仅是实训前必须做的准备工作,也是一个技术性的工作,是保证检验数据的准确性、精密性和可靠性的前提。在洗涤玻璃仪器时,选用的洗涤液要考虑能有效地除去污染物,不引进新的干扰物质(特别是微量分析),又不应腐蚀器皿。玻璃仪器的洗涤方法按使用的洗涤液不同,通常分为以下几种。

1. 水洗涤 洗刷玻璃仪器时,应首先将手用肥皂洗净,免得手上的油污附在玻璃仪器上,增加洗刷的困难。如玻璃仪器长久存放附有尘灰,先用清水冲去尘灰,再按要求选用洁净剂洗刷或洗涤。选择用于洗涤各种形状仪器的毛刷,如试管刷、烧杯刷、瓶刷等,用毛刷蘸水刷洗玻璃仪器,用水冲去,去除可溶性物质或玻璃仪器表面附着的灰尘。将玻璃仪器内外全刷 1 遍,再边用水冲洗,洗至肉眼看不见有去污粉时,用自来水洗 3~6 次,再用纯化水冲 3 次以上。凡是已洗净的玻璃器皿,决不能再用布或纸去擦拭,否则,布或纸的纤维将会留在器壁上而沾污仪器。一个干净的玻璃仪器,应该以挂不住水珠为度。如仍能挂住水珠,需要重新洗涤。用纯化水冲洗时,要用顺壁冲洗方法并充分震荡。经纯化水冲洗后的玻璃仪器用指示剂检查应为中性。

2. 化学洗涤剂洗涤 选择以非离子表面活性剂为主要成分的中性合成洗涤剂,配成 $1\%\sim2\%$ 的水溶液,或者选择洗衣粉,配成 5% 的水溶液。用合适的毛刷蘸取,刷洗玻璃仪器,用水清洗干净,再用纯化水冲 3 次以上。若用温热的洗涤液去油脂能力更强,必要时可短时间浸泡。将滴管、吸量管、小试管等玻璃仪器浸于温热的洗衣粉水溶液中,在超声波清洗机液槽中超洗数分钟,洗涤效果更好。

3. 有机溶剂洗涤 选择汽油、二甲苯、乙醚、丙酮、二氯乙烷等,可洗去油污或可溶于该溶剂的有机物。用时要注意其毒性及可燃性。用有机溶剂作为洗液浪费较大,用过的废溶剂应回收,蒸馏后仍可连续使用。能用刷子洗刷的大件玻璃仪器尽量采用碱性洗液。只有无法使用刷子的小件或特殊形状的玻璃仪器才使用有机溶剂洗涤,如活塞内孔、移液管尖头、滴定管尖头、滴定管活塞孔、滴管、小瓶等。

4. 特殊洗涤液洗涤

(1) 铬酸洗液：铬酸洗液是用重铬酸钾($K_2Cr_2O_7$)和浓硫酸(H_2SO_4)配成的。一般的配制方法是：取 60 g $K_2Cr_2O_7$(工业品即可)，用 100 ml 水溶解，稍冷后，将工业品 340 ml H_2SO_4 慢慢倒入 $K_2Cr_2O_7$ 水溶液中(千万不能将水或溶液加入 H_2SO_4 中)，边倒边用玻璃棒搅拌，并注意不要溅出；混合均匀，待冷却后，加水至 500 ml，装入洗液瓶备用。

$K_2Cr_2O_7$ 在酸性溶液中有很强的氧化能力，对玻璃仪器有侵蚀作用。新配制的洗液为红褐色，氧化能力很强。当洗液用久后变为黑绿色，即说明洗液无氧化洗涤力，可加入 H_2SO_4 将 Cr^{3+} 氧化后继续使用。

这种洗液在使用时要注意不能溅到身上，以防"烧"破衣服和损伤皮肤。洗液倒入要洗的玻璃仪器中，应使玻璃仪器全浸洗后，稍停一会再倒回洗液瓶。第一次用少量水冲洗刚浸洗过的仪器后，废水不要倒在水池里和下水道里，以免腐蚀水池和下水道，应倒在废液缸中，缸满后由专人处理。如果无废液缸，用碱中和后倒入水池时，要边倒边用大量的水冲洗。

(2) 碱性洗液：碱性洗液用于洗涤有油污物的玻璃仪器，用此洗液应采用长时间(24 h以上)浸泡法，或者浸煮法。从碱性洗液中捞取玻璃仪器时，要戴乳胶手套，以免烧伤皮肤。

常用的碱性洗液有碳酸钠(Na_2CO_3，即纯碱)液、碳酸氢钠($NaHCO_3$，即小苏打)液、磷酸钠(Na_3PO_4，磷酸三钠)液、磷酸氢二钠(Na_2HPO_4)液等。

(3) 碱性高锰酸钾洗液：取高锰酸钾($KMnO_4$)4 g 加少量水溶解后，再加入 10% NaOH 溶液 100 ml，即配制成碱性高锰酸钾洗液。碱性高锰酸钾作洗液作用缓慢，适合用于洗涤有油污的玻璃器皿。洗后容器沾污处有褐色二氧化锰析出，再用浓盐酸或草酸洗液、硫酸亚铁、亚硫酸钠等还原剂去除。

(4) 纯酸洗液和纯碱洗液：根据玻璃器皿污垢的性质，直接用浓盐酸(HCl)或 H_2SO_4、浓硝酸(HNO_3)浸泡或浸煮器皿(温度不宜太高，否则浓酸挥发刺激人)。纯碱洗液多采用 10% 以上的浓烧碱(NaOH)、氢氧化钾(KOH)或碳酸钠(Na_2CO_3)液浸泡或浸煮器皿(可以煮沸)。注意：强碱性洗液不应在玻璃器皿中停留超过 20 min，以免腐蚀玻璃。

三、玻璃仪器的干燥和保管

1. 晾干　不急用的玻璃仪器，可用纯化水荡洗后在无尘处倒置，使水分流出，然后自然干燥。可用带有透气孔的玻璃柜放置仪器。橱门应随时关好，以防灰尘进入。

2. 烘干　洗净的仪器放在烘箱或红外灯干燥箱中烘干，烘箱温度为 105～120℃，烘干1 h 左右。称量用的称量瓶等在烘干后要放在干燥器中冷却和保存。砂芯玻璃滤器、带实心玻璃塞的及厚壁的仪器烘干时要注意慢慢升温并且温度不可过高，以免烘裂。在精密分析工作中使用的量器，如容量瓶、移液管和滴定管等不能在烘箱中烘干。

3. 吹干　急需干燥又不便于烘干的玻璃仪器，可使用电吹风吹干。用少量乙醇、丙酮倒入玻璃仪器中润洗，弃去溶剂，再用电吹风吹，开始先用冷风，然后吹入热风至干燥，再用冷风吹去残余的溶剂蒸气。

任务二 称 取 试 样

一、电子天平的使用

精密称定试样所使用的仪器是电子天平，FA2004N 精密电子天平（图 3-1）的操作步骤如下。

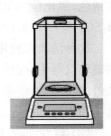

图 3-1 FA2004N 精密电子天平

（一）准备工作

1. 仪器外观和环境的检查

（1）掀去仪器罩。

（2）观察仪器的状态牌（正常为绿色）。

（3）翻阅上一次使用记录，判断是否正常。

（4）仪器放置的位置是否稳定、周围有无干扰。

（5）室内环境整洁干净；温度 18~26℃；相对湿度不大于 75%。

2. 仪器的检查

（1）检查电子天平门的密封性。

（2）检查电子天平是否有校正的标志。若无必须进行校正，按"校正键"，天平将显示所需校正砝码质量，放上砝码直至出现"g"，校正结束。

（3）检查电子天平内干燥剂是否显蓝色。

（4）检查电子天平内无杂物（若有用毛刷清理）。

（5）检查电子天平是否处于水平状态。

（二）仪器操作

（1）开机：接通电源，按"开显示"键直至全屏自检结束。

（2）预热：电子天平在初次接通电源或长时间断电之后，至少需要预热 30 min。为取得理想的测量结果，天平应保持在待机状态。

（3）称量：使用"去皮"键，除皮清零。放置样品进行称量，记下称量的数值。不能称取超出最大称量范围的物品。

（4）关机：不使用时，按下"关显示"键，使天平保持待机状态，可延长电子天平的使用寿命。

（三）结束工作

（1）称量结束后，登记"仪器使用记录本"。

（2）盖上仪器罩，置于避免阳光直射的地方。

（3）整理操作台。

二、精密称量的方法

精密称量试样的方法主要有直接称量法和递减称量法。

1. **直接称量法** 直接称量法主要用于性质稳定的被称量物，空气中不易吸湿或挥发。

操作方法:将电子天平调节至零点后,把称量纸或干燥洁净的表面皿放置在电子天平的称量盘上,按"去皮"键;向称量纸或干燥洁净的表面皿上加样品到需要的质量 $m_1(g)$,记录电子天平显示的数字,转移样品后,再称称量纸或干燥洁净的表面皿的质量 $m_2(g)$,两次称量的差值即为被称量样品的质量(图 3 - 2):

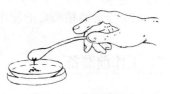

图 3 - 2　直接称量法

$$m(g) = m_1 - m_2。$$

【实例分析】　精密称量 $0.1024\,g$ 基准物重铬酸钾($K_2Cr_2O_7$)记录:

称量纸＋重铬酸钾的质量 $m_1 = 0.1025\,g$

称量纸的质量 $m_2 = 0.0001\,g$

重铬酸钾的质量 $m = m_1 - m_2 = 0.1025 - 0.0001 = 0.1024\,g$

2. 递减称量法　利用两次称量之差,求得一份或多份被称量物的质量,称为递减称量法。称量时不用测零点。适用于称取易吸湿、易氧化、易与二氧化碳反应的样品。先将此类样品装在带盖的称量瓶中(可防止样品吸湿和氧化)。这种方法的优点是称取多份样品时,可连续称量,减少读数次数,缩短称量时间。

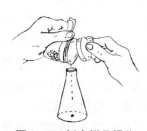

图 3 - 3　倒出样品操作

操作方法:在洁净而干燥的称量瓶中放适量样品,准确称其质量 $m_1(g)$,做好记录。取出称量瓶,移到事先准备好的盛放样品的洁净容器的上方,打开称量瓶盖,用瓶盖轻轻敲击倾斜的称量瓶口内缘,使样品慢慢落入容器之中(图 3 - 3)。

当敲出的样品适量后,缓缓直立称量瓶,同时用瓶盖轻敲击瓶口,使沾在瓶口的样品落回瓶内。盖好瓶盖,再准确称其质量 m_2,两次称量之差($m_1 - m_2$),即为称出的第一份样品质量。如此继续称量,便可称出多份样品。注意事项如下:

(1) 称量瓶的盖子是磨口配套的,不得丢失、弄乱,切忌互换。
(2) 称量瓶使用前必须洗涤干净,在 105℃烘干并且冷却后方能用于称量。
(3) 称量瓶不用时也应洗净,在磨口处垫一小条滤纸,以方便打开盖子。
(4) 称量时要用洁净干燥结实的纸条围在称量瓶外壁进行夹取,严禁直接用手拿取称量瓶。
(5) 操作须细心,勿使样品撒落在容器外面。

【现场操作】　用直接称量法和递减称量法分别称取 $0.8752\,g \pm 0.010\,g$ 的样品 3 份。

任务三　塞子钻孔和简单玻璃工操作

一、工作目标

(1) 练习塞子钻孔和玻璃工的基本操作。

(2) 学会酒精喷灯的使用方法。

二、工作前准备

1. 工作环境准备　化学实训室。
2. 仪器和规格　酒精喷灯、打孔器、锉刀、砂轮、玻璃管、玻璃棒。
3. 试剂和规格　95％乙醇(工业纯)、甘油。

三、工作步骤

1. 塞子的钻孔

(1) 选择塞子。选择一个大小合适的塞子,是使用塞子的起码要求,原则是塞子本身不能有裂缝和深孔,塞子的大小应与仪器的口径相适合,塞子进入瓶颈或管颈的部分是塞子本身高度的 1/3~2/3(图 3-4)。否则,就不合适。

(2) 选择打孔器。实验时往往需要在塞子内插入温度计、滴液漏斗、导气管等,因而要在塞子上钻孔,钻孔用的工具为打孔器,靠人手上的力量钻孔。每套打孔器有 5 或 6 支直径不同的钻嘴供选择。塞子孔径大小以能使欲插入的玻璃管等紧密地贴合、固定为度。

(3) 钻孔。如图 3-5 所示,钻孔时,左手握紧塞子平稳放在木板上,右手握住钻孔器,在选定的位置上,用力将钻孔器以顺时针的方向向下转动,注意保持钻孔器垂直于塞子的平面,不能左右摇摆,更不能倾斜。否则,钻出的孔道是偏斜的。当大约钻至塞子的一半时,逆时针旋转取出钻嘴,用钻杆通出钻嘴中的塞芯。然后在塞子大的一面对准小头的孔位继续钻,直至钻通。对橡皮塞来说,为减少钻孔时的摩擦,可在钻嘴的刀口搽一些甘油或水。

钻孔后,应检查孔道是否适用,如不费力就能把玻璃管插入,说明孔道过大,玻璃管和塞子之间不能紧密贴合会导致漏气,不能用。孔道略小或不光滑时,可用圆锉修整。

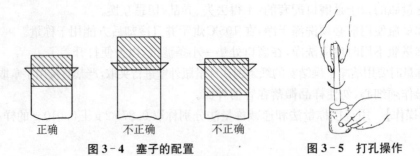

图 3-4　塞子的配置　　　　图 3-5　打孔操作

(4) 玻璃管插入塞子中。首先玻璃管的截断面要烧圆滑、无棱角,在要插入塞子孔道的一端(或温度计的水银球部分)用水或甘油润湿,然后左手拿塞子,右手握住玻璃管或温度计接近塞子的部位(一般距离为 3~4 mm),稍用力旋转插入塞子内。此时右手与左手的距离不可过大(图 3-6a)。此外,在插入或拔出玻璃弯管时,手不能握在弯曲的部位上(图 3-6b)。

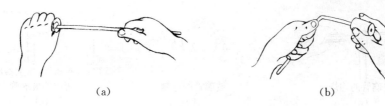

(a)   (b)

图 3-6 玻璃管(棒)插入的不正确操作

正确的操作如图 3-7 所示。

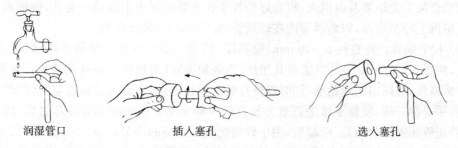

润湿管口   插入塞孔   选入塞孔

图 3-7 导管与塞子的连接

如插入塞子中的玻璃管或温度计时间久了拔不出来,可用水或甘油润湿,并用力挤捏塞子使润滑剂渗入孔道内,使其易于从塞子中旋转取出。

2. 简单玻璃工操作

(1) 玻璃管(棒)的清洗和干燥。应首先将需要加工的玻璃管(棒)洗净和干燥。玻璃管内的灰尘可用水冲洗,如若玻璃管较粗,可以用两端系有绳子的布条穿过玻璃管来回拉动,使管内的脏物除去。

(2) 玻璃管(棒)的切割。对于直径为 5~10 m 的玻璃管(棒),可用三棱锉或鱼尾锉进行切割,也可用小砂轮切割。

先用锉刀的边棱压在要切割的位置上,一只手按住玻璃管,另一只手握锉,朝一个方向用力锉出一稍深的锉痕(深度为管或棒直径的 1/10~1/4)。如锉痕不够深或不够长时,可如上法补锉,但锉的方向应相同,切忌往复乱锉。锉痕应在同一条直线上,否则不仅会使锉刀受损,而且会导致玻璃断面不整齐。

用两手分别握住锉痕的两边,拇指顶住锉痕的背面,轻轻向前推的同时向两边拉,玻璃管会在锉痕处平整地断开。也可在锉痕处稍涂点水,大幅降低玻璃强度,使之易于折断。为了安全,折断玻璃管时,可在手上垫一块布,推拉时离眼睛稍远些。

玻璃管断裂之处,应及时在火焰上烧圆,否则会割破皮肤、橡皮管或塞子,将玻璃管断面以 45°角倾斜插入火焰的边缘,不时转动玻璃管,使其锐口稍有软化即可。

(3) 弯玻璃管(棒)。如图 3-8 所示,先把玻璃管呈一定角度或横在火焰上,先低温,后高温,边均匀加热,边不断转动玻璃管(管两端转动应同向同步),受热长度约 5 cm(图 3-8a)。当玻璃管烧至可以弯动时,离开火焰,轻轻地顺势弯动。然后,改变加热点(在刚刚弯过角的附近),再弯一定角度。反复多次进行以上操作,每次的加热部位都要稍有偏移,直到弯成所需要的角度(图 3-8b)。弯好的管,管径均匀;角的两边在同一平面上才合乎要求。注意:弯玻璃管时,若操之过急或手法不得当,则弯曲处会出现瘪陷或纠结现象,还可能形成

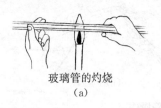
玻璃管的灼烧
(a)

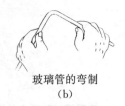
玻璃管的弯制
(b)

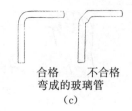
合格   不合格
弯成的玻璃管
(c)

图 3-8　弯玻璃管的操作

管径不匀、角度不对或角的两边不在同一平面上等现象(图 3-8c)。

玻璃管加工完毕要及时退火,将弯好的管子在火焰的弱火上加热一会儿,慢慢离开火焰放在石棉网上冷至室温,以防因骤冷在玻璃管内产生应力,导致断裂。

(4) 拉毛细管。把直径 5～10 mm、壁稍厚、长 15～20 cm 的玻璃管洗净、烘干,横放在火焰上,用图 3-8 操作(a)的方法对其加热,当烧到很软(玻璃管变成红黄色)时,离开火焰,为防拉成扁管,应同向同速捻动,同时趁热拉长。拉长之后,立刻将玻璃管竖起,同时松开左手,用右手提着一端,使管子靠垂直重力拉直并冷却定型。待中间部分冷却之后,放在石棉布上(防止烫坏实验台面)。冷却后,用小砂轮把直径合格的部分截成 15～20 cm 长的一段,然后将毛细管与灯焰成 45°角插入到火焰的外焰中,缓慢地边捻动边加热,当看见毛细管端有小红珠时,即已封住。用这种方法,还可拉制滴管等。

(5) 制搅拌棒或玻璃钉:

1) 切割 15 cm 长的玻璃棒,将其一端在火焰上逐渐加热,烧到玻璃软化呈黄红色时,握住玻棒中部,用力将其垂直按压在石棉网上,可迅速使软化部分呈圆饼状,即得玻璃钉。

2) 切割 40 cm 长的玻璃棒,用上述方法,将其一端在火焰上逐渐加热,烧到玻璃软化呈黄红色时,将软化的玻璃棒弯成一定角度,然后立刻放在耐热板上,用最大号打孔器的柄,沿玻璃棒的轴向两侧挤压,即得搅拌棒。

四、工作后思考

(1) 如果钻孔器不垂直于塞子的平面时结果会怎样? 为什么塞子打孔要两面打?

(2) 弯曲和拉细玻璃管时,软化玻璃管的温度有什么不同? 为什么?

(3) 选塞子时应注意什么? 塞子钻孔时,橡皮塞选用打孔器的要求是什么?

(4) 打孔和弯玻璃管时应注意什么?

(5) 把玻璃管插入塞子孔道中时要注意些什么? 怎样才不会割破皮肤? 拔出时要怎样操作才安全?

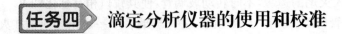

任务四　滴定分析仪器的使用和校准

一、工作目标

(1) 认识常用的滴定分析仪器。

（2）熟练滴定分析仪器（容量瓶、滴定管、移液管等）的清洗和使用操作。

（3）认识滴定分析仪器校准的意义，学会校准容量瓶、滴定管和移液管的操作。

二、工作前准备

1. **工作环境准备** 药物检测实训室、天平室；温度 18～26℃；相对湿度不大于 75%。

2. **仪器和规格** 电子天平（200/0.000 1 g）、温度计（最小分度值 0.1℃）、具塞锥形瓶（50 ml）、酸式滴定管（50 ml）、移液管（25 ml）、容量瓶（100 ml）、洗耳球、烧杯、洗瓶、滴管、玻璃棒。

3. **试剂和规格** 95%乙醇（供干燥仪器用）、新沸过的纯化水。

4. **注意事项**

（1）实验结果的好坏取决于量取或放出纯化水的体积是否准确。

（2）被校准的移液管、容量瓶和滴定管均须用铬酸洗液洗净至内壁不挂水珠，并且干燥。

（3）实验所用仪器应备好后，提前放至天平室，使其温度与室温尽量接近；实验用的纯化水也应该用洁净烧杯盛好，放置天平室内至少 1 h 以上；温度计测定水温，应使水温和室温相差不超过 0.1℃。

（4）校准过程中应随时检查所用仪器物品是否干燥，并保持手、锥形瓶外壁、天平盘的干燥。

（5）一般 50 ml 滴定管每隔 10 ml 测一个校准值；25 ml 滴定管每隔 5 ml 测一个校准值；3 ml 微量滴定管每隔 0.5 ml 测一个校准值。

三、工作依据

在一定的条件下，在电子天平上称量被校准仪器中量出的纯化水的质量，再根据该温度下纯化水的密度，计算出被校准仪器的实际容量。

测量体积的基本单位是 ml 或 L。1 ml 是指真空中 1 g 纯化水在摄氏 4℃时所占的容积。理论上，真空中 25 g 纯化水在摄氏 4℃时置 25 ml 容量瓶中，应恰好至标线。不同温度下，纯化水在真空中的密度及纯化水在空气中的密度（g/ml）如表 3-2 所示。

表 3-2 温度变化时 1 ml 纯化水在真空中及空气中的密度

温度（℃）	在真空中质量（g）	在空气中质量（g）	温度（℃）	在真空中质量（g）	在空气中质量（g）
15	0.999 13	0.997 93	23	0.997 57	0.996 60
16	0.998 97	0.997 80	24	0.997 32	0.996 30
17	0.998 80	0.997 66	25	0.997 07	0.996 17
18	0.998 62	0.997 51	26	0.996 81	0.995 93
19	0.998 43	0.997 35	27	0.996 54	0.995 69
20	0.998 23	0.997 18	28	0.996 26	0.995 44
21	0.998 02	0.997 00	29	0.995 97	0.995 18
22	0.997 80	0.996 80	30	0.995 67	0.994 91

一定条件下,在电子天平上称量被校量器中量出或量入纯化水的质量,再根据该温度下纯化水的密度可计算出被校量器的实际容量。滴定分析仪器校准的公式如下:

$$V_s = \frac{w_t}{d_t}$$

式中:V_s 是在 20℃时水的容积(ml),即该容器的真实容积;w_t 是在空气中 t℃时水的质量(g);d_t 是在 t℃时空气中 1 ml 水的质量(g/ml)。

常用的 3 种量器 20℃时的容量允差分别如表 3-3~3-5 所示。

表 3-3　常用移液管的允差

体积(ml)	2	5	10	20	25	50	100
允许误差(ml)A 级	±0.006	±0.01	±0.02	±0.03	±0.04	±0.05	±0.08

表 3-4　常用容量瓶的允差

体积(ml)	110	125	150	1100	1250	1500
允许误差(ml)A 级	±0.02	±0.03	±0.05	±0.10	±0.10	±0.15

表 3-5　常用滴定管的允差

体积(ml)	5	10	25	50	100
允许误差(ml)A 级	±0.010	±0.025	±0.04	±0.05	±0.10

四、工作要求

(一)容量瓶

1. 容量瓶的形状与规格　容量瓶主要用于准确地配制一定量浓度的溶液。它是一种细长颈、梨形的平底玻璃瓶,配有磨口塞(或者塑料塞),塞与瓶应编号配套或用绳子相连接,以免出错,细长的瓶颈上刻有环状标线,当瓶内液体在指定温度下达到标线处时,其体积即为瓶上所注明的容积数。常用的容量瓶有 5 ml,10 ml,25 ml,50 ml,100 ml,250 ml,500 ml 和 1 000 ml 等多种规格。容量瓶有无色、棕色两种,配制见光易氧化变质的物质溶液应选用棕色瓶。

2. 容量瓶的使用方法

(1)检漏。使用前容量瓶前应检查瓶塞处是否漏水。在容量瓶内装入约半瓶水,塞紧瓶塞,一手用示指顶住瓶塞,其余手指拿住瓶颈标线以上部分,另一手用指尖托住瓶底边缘(尽量避免手的温度对容量瓶体积改变的影响),将其倒立(瓶口朝下),观察容量瓶是否漏水(用滤纸擦拭瓶口),若瓶塞周围无水漏出,则将瓶正立并将瓶塞旋转 180°后,再次倒立,检查是否漏水,若瓶塞周围仍无水漏出,即表明容量瓶不漏水。经检查不漏水的容量瓶才能使用。

(2)洗涤。检漏之后将容量瓶洗涤干净。

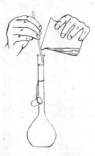

（3）配液。先把准确称量好的固体溶质放在烧杯中，用少量溶剂溶解，然后把溶液转移到容量瓶里。为保证溶质能全部转移到容量瓶中。要用溶剂多次洗涤烧杯，并把洗涤溶液全部转移到容量瓶里。转移时要用玻棒引流方法，将玻棒一端靠在容量瓶颈内壁上（图3-9），注意不要让玻棒其他部位触及容量瓶口，防止液体流到容量瓶外壁上。

（4）定容。向容量瓶内加入的溶液至离标线1 cm左右时，改用干净滴管小心滴加，必须注意凹液面最低处要恰好与瓶颈上的刻度相切，观察时眼睛位置也应与液面和刻度在同一水平面上，否则会引起测量体积不准确。若加水超过刻度线，则须重新配制。

图3-9　溶液转入容量瓶

（5）摇匀。盖紧瓶塞，用倒转的方法使瓶内的液体混合均匀（图3-10），一正一倒的方式约20次左右。静置后如果液面低于刻度线，是因为容量瓶内少量溶液在瓶颈处润湿所损耗，并不影响所配制溶液的浓度，故不应往瓶内再添溶剂至标线，否则，将使所配制的溶液浓度降低。

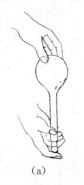
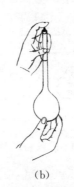
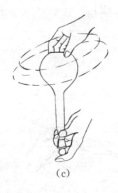

　　　　（a）　　　　　　　　　　（b）　　　　　　　　　　（c）

图3-10　混合溶液操作

3. 使用的注意事项

（1）容量瓶的容积是固定的，刻度不连续，所以一种型号的容量瓶只能配制某一体积的溶液。在配制溶液前，先要弄清楚需要配制的溶液的体积，然后选用合适规格的容量瓶。

（2）易溶解且不发热的物质可直接倒入容量瓶中溶解，但大多数物质不能直接在容量瓶里进行溶解，需将溶质在烧杯中溶解后转移到容量瓶里。

（3）用于洗涤烧杯的溶剂总量与第一次溶解溶质的溶剂的量之和不能超过容量瓶的标线。

（4）容量瓶不能进行加热，而且如果溶质在溶解过程中放热，也要待溶液冷却后再进行转移，因为一般的容量瓶是在20℃温度时校对的，若将温度较高或较低的溶液注入容量瓶，容量瓶热胀冷缩，所量体积就会不准确，导致所配制的溶液浓度不准确。

（5）容量瓶只能用于配制溶液，不能储存溶液，因为溶液可能会对瓶体进行腐蚀，从而使容量瓶的精度受到影响。配制好的溶液应及时倒入试剂瓶中保存，试剂瓶应先用待装的溶液荡洗2～3次或烘干后使用。

（6）容量瓶用毕应及时洗涤干净，塞上瓶塞，并在塞子与瓶口之间夹一条滤纸条，防止瓶塞与瓶口粘连。

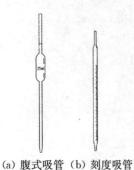

(a) 腹式吸管 (b) 刻度吸管

图 3-11　移液管

(二) 移液管

1. **移液管的形状与规格**　移液管又称吸量管,是为精密转移一定体积溶液用的。移液管通常有两种形状:一种是中部吹成圆柱形,圆柱形以上及以下为较细的管颈,下部的管颈拉尖,上部的管颈刻有一环状刻度,一般称为腹式吸管(图 3-11a)。常用的规格有 5 ml,10 ml,20 ml,25 ml 和 50 ml 等,这种移液管只能量取其规定的某一体积。

还有一种是直形的,一端拉尖,管上标有很多刻度,又称为刻度吸管(图 3-11b),常用的规格有 1 ml,2 ml,5 ml,10 ml 和 20 ml 等,这种移液管可以量取其在刻度范围内的任意体积。

2. **移液管使用方法**

(1) 检查:检查移液管的上下口是否有破损,完好的才能使用。

(2) 洗涤:使用时,应先将移液管洗净,并用待量取的溶液少许荡洗 2~3 次,用量不超过 1/3(图 3-12)。

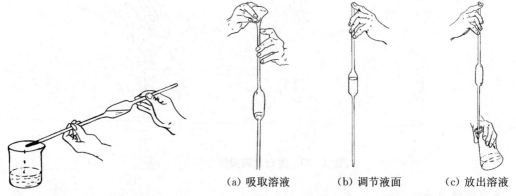

图 3-12　移液管的荡洗

(a) 吸取溶液　　(b) 调节液面　　(c) 放出溶液

图 3-13　用移液管转移溶液

(3) 移液:以右手拇指及中指捏住管颈标线以上的地方,将移液管插入待移溶液液面下 1~2 cm,然后左手拿吸耳球,先将球内气体挤出,再轻轻将溶液吸上(图 3-13a),眼睛注意正在上升的液面位置,移液管应随容器内液面下降而下降,当液面上升到刻度标线以上 1~2 cm 时,迅速用右手示指堵住管口,取出移液管,用滤纸擦干移液管下端外壁,将移液管移至废液缸上方,并使与地面垂直(图 3-13b),稍微松开右手示指,使液面缓缓下降,此时视线应平视标线,直到凹液面与标线相切,立即按紧示指,使液体不再流出。

(4) 放液:将移液管移入准备接受溶液的容器中,使其出口尖端接触器壁,将容器微倾斜,并使移液管直立,然后放松右手示指,使溶液顺壁流下(图 3-13c),待溶液流出后,一般仍将管尖出口靠至容器内壁等待 15 s 后移开,此时移液管尖端仍残留有一滴溶液,不可吹出;如果移液管上标有"吹"字,则应将管内剩余的一滴溶液吹出。

3. **使用的注意事项**

(1) 移液管必须用洗耳球吸取溶液,不可用嘴吸取。

(2) 需精密量取 5 ml,10 ml,20 ml,25 ml 和 50 ml 等整数体积的溶液,应选用相应大

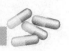

小的移液管,不能用两个或多个移液管分取相加的方法来精密量取整数体积的溶液。

(3) 将移液管插入待移溶液中,不能太深也不能太浅。太深会使管外黏附溶液过多,影响量取溶液体积的准确性,太浅往往会产生空吸。

(三) 滴定管

1. **滴定管的形状与规格**　滴定管是滴定分析中最基本的测量仪器,它是由具有准确刻度的细长玻璃管及开关组成,在滴定时用来测定自管内流出溶液的体积。

(1) 滴定管的形状:滴定管按形状一般可分为两种:一种是下端带有玻璃活塞的酸式滴定管(图 3-14a),用于盛放酸类溶液或氧化性溶液;另一种是碱式滴定管(图 3-14b),用于盛放碱类溶液,其下端连接一段医用橡皮管,内放一玻璃珠,以控制溶液的流速,橡皮管下端再连接一个尖嘴玻璃管。碱式滴定管的准确度不如酸式滴定管,因为橡皮管的弹性会造成液面的变动。

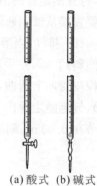

(a) 酸式 (b) 碱式

图 3-14　滴定管

(2) 滴定管的规格:常量分析用滴定管的规格一般为 10 ml, 15 ml, 25 ml 和 50 ml,它们的最小刻度为 0.1 ml,读数可估计到 0.01 ml。一般有 ±0.02 ml 的读数误差,所以如果滴定所消耗溶液的体积过小,则滴定管读数误差增大。

例如,所消耗体积为 10 ml,读数误差为 ±0.02 ml,则其相对误差达 ±0.02/10×100% = ±0.2%,如所消耗体积为 20 ml,则其相对误差即减小至 ±0.1%。

用于半微量分析的滴定管刻度区分至 0.02 ml,可以估计读到 0.005 ml。

用于微量分析的微量滴定管,其容量一般为 1~5 ml,刻度区分小至 0.01 ml,可估计读到 0.002 ml。

滴定分析时,若消耗滴定液在 25 ml 以上,可选用 50 ml 滴定管;在 15~25 ml,可用 25 ml 滴定管;在 10~15 ml,可用 15 ml 滴定管;在 10 ml 以下,宜用 10 ml 或 10 ml 以下滴定管,以减少滴定时体积测量的误差。

(3) 滴定管的颜色:滴定管有无色、棕色两种,一般需避光的滴定液(如硝酸银滴定液、碘滴定液、高锰酸钾滴定液、亚硝酸钠滴定液、溴滴定液等),需用棕色滴定管。

2. **滴定管的使用方法**

(1) 检查:检查滴定管的上下口是否有破损,完好的才能使用。

(2) 洗涤:滴定管使用前必须洗涤干净,要求滴定管洗涤到装满水后再放出时,管的内壁全部为一层薄水膜湿润而不挂有水珠。

(3) 检漏:将已洗净的滴定管装入适量水(若是酸式滴定管则先关闭活塞),置滴定管架上直立 2 min,观察有无水渗出或漏下。酸式滴定管还应将活塞旋转 180°,再静置 2 min,观察有无水渗出或漏下,如均不漏水,滴定管即可使用。

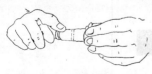

图 3-15　活塞涂凡士林

若酸式滴定管漏水或活塞不润滑、活塞转动不灵活,在使用之前,应在活塞上涂凡士林。操作方法是将酸式滴定管活塞拔出,用滤纸将活塞及活塞套擦干,用手指在活塞两头沿圈周各涂一薄层凡士林(图 3-15)(切勿将活塞小孔堵住),然后将活塞插入活塞套内,沿同一方向转动活塞,直到活塞全部透明为止。最后用橡皮圈套住活塞尾部,以防脱落打碎活塞。

若碱式滴定管漏水,可将橡皮管中的玻璃珠稍加转动,或稍微向上推或向下移动一下,处理后仍漏水,则需要更换玻璃珠或橡皮管。

(4)装液:为了使装入滴定管的溶液不被滴定管内壁的水稀释,必须先用待装溶液荡洗滴定管。加入待装溶液5~6 ml至滴定管,然后两手平端滴定管,慢慢转动,使溶液流遍全管,打开滴定管的活塞,使溶液从管口下端流出。如此荡洗2~3次后,开始装入溶液,装液时要直接从试剂瓶注入滴定管,不能经小烧杯等其他容器转入。

(5)排气:当溶液装入滴定管时,出口管还没有充满溶液。若是酸式滴定管,则将滴定管倾斜约30°,左手迅速打开活塞使溶液流出,将溶液充满全部出口管。若是碱式滴定管,则把橡皮管向上弯曲,玻璃尖嘴斜向上方,用两指挤压玻璃珠,使溶液从出口管喷出(图3-16),气泡随之逸出。气泡排除后,加入溶液至刻度以上,再转动活塞或挤捏玻璃珠,把液面调节在0.00 ml刻线处。

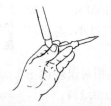

图3-16　碱式管排气泡的方法

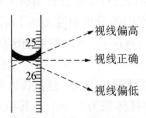

图3-17　视线位置

(6)读数:装满或放出溶液后,必须等1~2 min,使附着在内壁的溶液流下来后,再进行读数。如果放出溶液的速度较慢(如滴定到最后阶段,每次滴加半滴溶液时),等0.5~1 min即可读数。每次读数前要检查一下滴定管壁是否挂水珠,滴定管管尖的部分是否有气泡。在读数时,要把滴定管从架上取下,用右手大拇指和示指夹持在滴定管液面上方,使滴定管与地面呈垂直状态。读数时视线必须与液面保持在同一水平面上(图3-17)。对于无色或浅色溶液,读取溶液的凹液面最低处与刻度相切点;对于深色溶液如高锰酸钾、碘溶液等。

可读两侧最高点的刻度。若滴定管的背后有一条蓝带,无色溶液这时就形成了两个凹液面,并且相交于蓝线的中线上,读数时即读此交点的刻度;若是深色溶液,则仍读液面两侧最高点的刻度。为了使读数清晰,也可在滴定管后衬一张纸片为背景,形成较深的凹液面,读取凹液面的下缘的刻度,这样不受光线影响,容易观察(图3-18)。还有在滴定管后面放一张读数纸卡(图3-19),每次测定最好将溶液转移至滴定管的"0"刻度线,这样可消除因上下刻度不均匀所引起的误差。读数应读至小数点后第2位,即要求估读到0.01 ml。

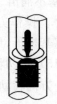

图3-18　乳白板蓝线

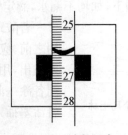

图3-19　读数纸卡

读取初读数前,应将滴定管管尖悬挂着的溶液除去。滴定至终点时应立即关闭活塞,并注意不要使滴定管中的溶液流出,否则终读数便包括流出的溶液。因此,在读取终读数前,应注意检查出口管管尖是否悬挂溶液,如有,则此次读数不能取用。

(7) 滴定:使用酸式滴定管时,左手握滴定管,无名指和小指向手心弯曲,轻轻地贴着出口管部分,用其余两指控制活塞的转动。注意不要向外用力,以免推出活塞造成漏水,应使活塞稍有一点向手心的回力(图 3-20a)。

使用碱式滴定管时,仍以左手握滴定管,拇指在前,示指在后,其他 3 指辅助夹住出口管,用拇指和示指捏住玻璃珠所在部位,向右边挤压橡皮管,使玻璃珠移至手心一侧,这样使溶液可从玻璃珠旁边的空隙流出(图 3-20b)。注意不要用力捏玻璃珠,也不要使玻璃珠上下移动,更不要捏玻璃珠下部橡皮管,以免空气进入而形成气泡,影响读数。滴定操作具体如下。

1) 被测溶液一般转移至锥形瓶中,滴定管下端伸入瓶中 1~2 cm,左手按前述方法操作滴定管,右手的拇指、示指和中指拿住锥形瓶颈,沿同一方向按圆周摇动锥形瓶,不要前后振动。边滴边摇,两手协同配合(图 3-21)。

2) 开始滴定时,被测溶液无明显变化,液滴流出的速度可以快一些,但必须成滴而不能成线状流出,滴定速度一般控制在 3~4 d/s,注意观察滴定液的滴落点。随着滴定的进行,滴落点周围出现暂时性的颜色变化,但随着摇动锥形瓶,颜色很快消失。当接近终点时,颜色消失较慢,说明接近滴定终点,此时加快振摇锥形瓶的速度以加快溶液的反应速率;当液滴落入锥形瓶后需要一段时间才渐渐变色的时候,说明已经临近滴定终点,此时滴速要慢,可以加半滴(加半滴溶液的方法:微微转动活塞,使溶液悬挂在出口上,形成半滴,用锥形瓶内侧颈口轻靠一下滴定管,再用纯化水将溶液冲入锥形瓶中。)进行滴定。如此重复操作,直至颜色变化至指定颜色,且 30 s 不褪色(或不变色),此时即为滴定终点。

3) 达到终点后稍停 1~2 min,等待内壁挂有的溶液完全流下时再读取刻度数。

4) 滴定完成后,滴定管内剩余的溶液应弃去,不要倒回原瓶中。然后用自来水及纯化水冲洗数次,倒立夹在滴定管架上。

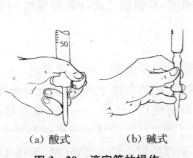
(a) 酸式　　　(b) 碱式
图 3-20　滴定管的操作

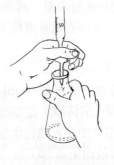
图 3-21　滴定操作

3. 滴定管使用的注意事项

(1) 酸式滴定管的玻璃活塞与滴定管是配套的,不能任意更换。

(2) 碱性滴定液不宜使用酸式滴定管,因碱性滴定液常腐蚀玻璃,使玻璃塞或玻璃孔黏合,以至难以转动。其余的滴定液大都可用酸式滴定管,如果碱性滴定液浓度不大,使用时

间不长,用毕后立即用水冲洗,亦可使用酸式滴定管。

（3）在装满滴定液放至"0"刻度线时,滴定前初读"0"点,在静置 1～2 min 时须再读 1 次,如液面读数无改变,仍为"0",才能开始滴定。滴定至终点后,也须等 1～2 min,使附着在内壁的滴定液流下来以后再读数,如果滴定放出滴定液速度缓慢时,等 0.5 min 后读数亦可,"终读"也至少读 2 次。"初读"与"终读"应用同一标准,读数时,视线、刻度线、液面的凹液面最低点应在同一水平线上。

（4）酸式滴定管长期不用时,活塞部分应垫上滤纸,否则时间一久,塞子不易打开;碱式滴定管长期不用,胶管应拔下,蘸些滑石粉保存。

五、工作步骤

（1）清洗和使用移液管、容量瓶和滴定管。

（2）移液管（25 ml 腹式吸管）的校准:

1）取 1 个 50 ml 洗净干燥的具塞锥形瓶,在电子天平上称定质量。

2）取铬酸洗液洗净的 25 ml 移液管 1 支,吸取纯化水（纯化水应盛在干净烧杯中,在实训室环境放置 1 h 以上）至标线,然后将移液管移至锥形瓶内,使流液口接触磨口以下的内壁（勿接触磨口）,使水沿壁流下,待流完之后,再停靠 15 s。放完水后随即盖上瓶塞,在分析天平上称定质量。两次称得质量之差即为移液管放出纯化水的质量。将温度计插入水中 5～10 min,测量水温,读数时不可将温度计下端提出水面。重复操作 1 次,两次释出纯化水的质量之差,应小于 0.01 g。由表 3-2 中查出该温度下纯化水的密度,并根据公式计算移液管的实际容量。并判断是否合格。

（3）容量瓶的校准:

1）用铬酸洗液洗净 1 个 100 ml 容量瓶,干燥,在电子天平上称定质量。

2）往容量瓶注水至标线以上几毫米,等待 2 min。用滴管吸出多余的水。使弯液面最低点与标线相切（此时调定液面的作法与使用时有所不同）,再放到电子天平上称定质量。然后插入温度计测量水温。两次所称得质量之差即为该容量瓶中纯化水的质量,重复操作一次。由表 3-2 中查出该温度下纯化水的密度,并根据公式计算容量瓶的实际容量。并判断是否合格。

（4）滴定管的校准:

1）取 1 个洗净晾干的 50 ml 具塞锥形瓶,在电子天平上称定质量。

2）用铬酸洗液洗净 1 支 25 ml 酸式滴定管,用洁布擦干外壁,倒挂于滴定台上 5 min 以上,然后在滴定管中注入纯化水至液面距最高标线以上约 5 mm 处,垂直挂在滴定台上,等待 30 s 后调节液面至 0.00 ml。打开滴定管活塞向已称质量的锥形瓶中放水 5 ml（3 d/s,注意勿将水沾在瓶口上。当液面降至 5.00 ml 刻度线以上约 0.5 ml 时,等待 15 s,然后在 10 s 内将液面调节至 5.00 刻度线,随即使锥形瓶内壁接触管尖,以除去挂在管尖下的液滴,立即盖上瓶塞进行称量,具塞锥形瓶加水的质量减去具塞锥形瓶的质量即得 0.00～5.00 ml 段的纯化水质量。

3）倒掉具塞锥形瓶中的水,擦干瓶外壁、瓶口和瓶塞,称定质量。

4）滴定管重新加纯化水至 0.00 ml,按上法处理,向已称质量的锥形瓶中放纯化水至

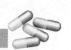

10.00 ml 刻度线,立即盖上瓶塞进行称量,具塞锥形瓶加水的质量减去具塞锥形瓶的质量即得 0.00~10.00 ml 段的纯化水质量。

5)每次从滴定管"0"标线开始,一段一段,直至校准到 50 ml 刻度线。然后插入温度计测量水温,每支滴定管重复校准 1 次,2 次测定所得同一刻度的体积相差不应大于 0.01 ml,最后计算滴定管各个体积段的校准值(2 次平均值)。并判断是否合格。

六、工作记录与数据处理

1. 25 ml 移液管校准记录　记录于下表。

项　目	1	2	3
具塞锥形瓶质量＋纯化水质量(g)			
具塞锥形瓶质量(g)			
纯化水质量(g)			
移液管实际体积(ml)			
校准值(ml)			
平均校准值(ml)			
结果判断			

2. 100 ml 容量瓶校准记录　记录于下表。

项　目	1	2	3
容量瓶质量＋纯化水质量(g)			
容量瓶质量(g)			
纯化水质量(g)			
移液管实际体积(ml)			
校准值(ml)			
平均校准值(ml)			
结果判断			

3. 50 ml 滴定管校准记录　记录于下表。

滴定管校准分段(ml)	具塞锥形瓶质量＋纯化水质量(g)	具塞锥形瓶质量(g)	纯化水质量(g)	实际体积(ml)	校准值(ml)
0.00~5.00					
0.00~10.00					
0.00~15.00					

续　表

滴定管 校准分段(ml)	具塞锥形瓶质量+ 纯化水质量(g)	具塞锥形瓶质量(g)	纯化水质量 (g)	实际体积 (ml)	校准值 (ml)
0.00~20.00					
0.00~25.00					
0.00~30.00					
0.00~35.00					
0.00~40.00					
0.00~45.00					

七、工作后思考

（1）滴定分析仪器校准称量时，电子天平（或电子天平）称至 0.000 1 g，记录只要记至毫克位，为什么？

（2）分段校准滴定管时，为何每次都要从 0.00 ml 开始？ 校准 25 ml 滴定管若放水超过 25 ml 如何处理？

（3）校准滴定管时，如何处理具塞锥形瓶内、外壁的水？

任务五　滴定操作

一、工作目标

（1）熟练使用滴定分析仪器（容量瓶、滴定管、移液管等）。

（2）学会滴定操作。

二、工作前准备

1. 工作环境准备　药物检测实训室、天平室；温度 18~26℃；相对湿度不大于 75%。

2. 仪器和规格　具塞锥形瓶（50 ml）、酸式滴定管（25 ml）、移液管（25 ml）、容量瓶（100 ml）、洗耳球、烧杯、洗瓶、滴管、玻璃棒。

3. 试剂和规格　氢氧化钠溶液、盐酸溶液、酚酞指示剂、甲基红指示剂、新沸过的纯化水。

4. 注意事项

（1）酸式滴定管的玻璃活塞与滴定管是配套的，不能任意更换。

（2）碱性滴定液不宜使用酸式滴定管，因碱性滴定液常腐蚀玻璃，使玻璃塞或玻璃孔黏合，以至难以转动。 其余的滴定液大都可用酸式滴定管，如果碱性滴定液浓度不大，使用时间不长,用毕后立即用水冲洗,亦可使用酸式滴定管。

（3）在装满滴定液放至"0"刻度线时,滴定前初读"0"点,在静置 1～2 min 时须再读一次,如液面读数无改变,仍为"0",才能开始滴定。滴定至终点后,也须等 1～2 min,使附着在内壁的滴定液流下来以后再读数,如果滴定放出滴定液速度缓慢时,等半分钟后读数亦可,"终读"也至少读 2 次。"初读"与"终读"应用同一标准,读数时,视线、刻度、液面的凹液面最低点应在同一水平线上。

（4）摇瓶时,应转动腕关节,使溶液向一个方向做圆周运动,但是勿使瓶口接触滴定管,溶液也不得溅出。

（5）滴定时一手不能离开活塞让滴定液成滴状流下。

（6）注意观察液体滴落点周围溶液颜色的变化。开始时应边摇边滴,滴定速度可稍快（3～4 d/s 为宜）,但是不要形成线状。接近终点时应改为加 1 滴,摇几下,最后,每加半滴,即摇动锥形瓶,直至溶液出现明显的颜色变化,准确到达终点为止。滴定时不要去看滴定管上方的体积,而不顾滴定反应的进行。

三、工作步骤

1. HCl 溶液滴定 NaOH 溶液　由移液管吸取 25.00 ml NaOH(0.1 mol/L)溶液于锥形瓶中,加 2 滴甲基橙指示剂,用 0.1 mol/L HCl 溶液滴定,终点颜色为黄色到橙色,记录消耗 0.1 mol/L HCl 溶液的体积数。平行测定 3 份。

2. NaOH 溶液滴定 HCl 溶液　由酸式滴定管放出 20.00 ml HCl(0.1 mol/L)溶液于锥形瓶中,加 2 滴酚酞指示剂,用 0.1 mol/L NaOH 溶液滴定,终点颜色为无色到微红色(摇动 30 秒内不褪色),记录消耗 0.1 mol/L NaOH 溶液的体积数。平行测定 3 份。

四、工作记录与数据处理

1. HCl 溶液滴定 NaOH 溶液　记录于下表。

指示剂:_____

记录项目	1	2	3
NaOH 溶液的浓度 c_1			
NaOH 溶液的体积数 V_1			
HCl 溶液的浓度 c_2			
消耗 HCl 溶液的体积数 V_2			
$c_1 V_1$			
$c_2 V_2$			
$c_1 V_1$ 与 $c_2 V_2$ 的关系			

2. NaOH 溶液滴定 HCl 溶液　记录于下表。

指示剂:_____

记录项目	1	2	3
HCl 溶液的浓度 c_1			
HCl 溶液的体积数 V_1			
NaOH 溶液的浓度 c_2			
消耗 NaOH 溶液的体积数 V_2			
c_1V_1			
c_2V_2			
c_1V_1 与 c_2V_2 的关系			

五、工作后思考

（1）为什么用 HCl 溶液滴定 NaOH 溶液时，采用甲基橙作指示剂，而用 NaOH 溶液滴定 HCl 溶液时却用酚酞做指示剂？

（2）在每次滴定完成后，为什么要将操作溶液加至滴定管"0"刻度线，然后再进行下一次滴定？

任务六 配制和稀释溶液

一、工作目标

（1）学会质量浓度、体积分数、物质的量浓度溶液的配制和稀释的操作。

（2）继续巩固练习托盘天平、量筒或量杯的使用操作。

（3）养成不断追求，一丝不苟的工作态度。

二、工作前准备

1. 工作环境准备　药物检测实训室、天平室；温度 18～26℃；相对湿度不大于 75%。

2. 仪器和规格　托盘天平、电子天平、烧杯、玻璃棒、量筒（10 ml）、量杯（50 ml）、滴管、角匙、称量纸。

3. 试剂和规格　氯化钠（固体）、氢氧化钠（固体）、结晶硫酸钠（固体）、浓 H_2SO_4、药用乙醇（95%）。

4. 注意事项

（1）用浓 H_2SO_4 配制稀硫酸时，量取浓 H_2SO_4 的量筒应无水。由于浓 H_2SO_4（有强烈腐蚀性和氧化性）的密度大，为防止喷溅灼伤皮肤，必须把浓 H_2SO_4 缓慢地倒入加好水的烧杯中，绝不能把水倒入浓 H_2SO_4 中。冷却后，搅拌均匀，再将硫酸溶液转移到试剂瓶中。

（2）固体溶质溶解比较慢，如硫酸钠，应先在烧杯中溶解，再转移到容量瓶中，不能直接在容量瓶中溶解。

三、工作步骤

（1）用市售的药用乙醇（95％）配制 50 ml 75％乙醇。

1）计算：算出配制体积分数为 75％的乙醇 50 ml 所需 95％药用乙醇多少毫升。

根据稀释前后溶质质量相等原理得公式计算出浓的药用乙醇需要量：

$$\omega_1 \rho_1 V_1 = \omega_2 \rho_2 V_2$$

式中：ω_1 为欲配溶液的浓度（g/g）；ρ_1 为欲配溶液的密度（g/ml）；V_1 为欲配溶液体积（ml）；ω_2 为浓溶液浓度（g/g）；ρ_2 为浓溶液的密度（g/ml）；V_2 为需用浓溶液体积（ml）。

2）量取：用 50 ml 量筒量取所需 95％药用乙醇的体积。

3）定容：往量筒中加入纯化水，至溶液凹液面底部与 50 ml 刻度线相切。

4）混匀：倒入试剂瓶中摇匀，即得 50 ml 75％乙醇溶液。

5）回收：将配制好的溶液倒入指定的回收瓶中。

（2）用市售浓 H_2SO_4（98％，密度 1.84 kg/L），粗配 3 mol/L H_2SO_4 溶液 50 ml。

1）计算：算出配制 50 ml 3 mol/L H_2SO_4 溶液需密度为 1.84 kg/L 的 98％浓 H_2SO_4 多少毫升。

根据公式计算出浓的 H_2SO_4 需要量：

$$V_1 \times d \times a\% = c \times V \times M/1\,000$$

式中：V_1 为浓溶液的体积（ml）；d 为浓溶液的密度（g/ml）；$a\%$ 为浓溶液的质量分数（g/g）；c 为欲配溶液的浓度（mol/L）；V 为欲配溶液的体积（ml）；M 为欲配溶液的摩尔质量（g/mol）。

2）量取：用干燥的 10 ml 量筒量取所需浓 H_2SO_4 的体积。

3）转移：先将 20 ml 纯化水倒入烧杯中，再将浓 H_2SO_4 缓缓沿烧杯壁倒入烧杯中，边倒边搅拌，冷却后倒入 50 ml 量筒中，用少量纯化水洗涤烧杯 2～3 次，洗液也转移倒入 50 ml 量筒中。

4）定容：往量杯中加入纯化水至溶液凹液面底部与 50 ml 刻度线相切。

5）混匀：倒入试剂瓶中摇匀，即得 3 mol/L H_2SO_4 溶液。

6）回收：将配制好的 3 mol/L H_2SO_4 溶液倒入指定的回收瓶中。

（3）精密配制 9 g/L 的 NaCl 溶液 50 ml。

1）计算：算出配制 50 ml 9 g/L NaCl 溶液需 NaCl 多少克。

根据公式计算出需要 NaCl 的量：

$$m = c \times V$$

式中：m 为需称取的质量（g）；c 为欲配溶液浓度（g/L）；V 为欲配溶液体积（ml）。

2）称量：用电子天平称出所需 NaCl 的质量。

3）溶解：将称得的 NaCl 倒入烧杯中，加纯化水少许，用玻璃棒搅拌使 NaCl 完全溶解。

4）转移：将烧杯中的 NaCl 溶液用玻璃棒引流到 50 ml 容量瓶中，再用少量纯化水洗涤烧杯 2～3 次，洗涤液需全部转移倒入 50 ml 容量瓶中。

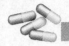
5) 定容:继续往容量瓶中加入纯化水,当加到液面距刻度线 2～3 cm 时,改用滴管滴加纯化水,至溶液凹液面底部与 50 ml 刻度线相切。

6) 混匀:盖紧瓶塞,上下倒转约 20 次,使瓶内的液体混合均匀。

7) 回收:将配制好的溶液倒入指定的回收瓶中。

(4) 精密配制 0.5 mol/L Na$_2$SO$_4$ 溶液 50 ml。

1) 计算:算出配制 50 ml 0.5 mol/L Na$_2$SO$_4$ 溶液需要 Na$_2$SO$_4$ 多少克,再换算出需要 Na$_2$SO$_4$·10H$_2$O 多少克。

根据公式计算出需要 Na$_2$SO$_4$ 的量,再换算出需要 Na$_2$SO$_4$·10H$_2$O 的量:

$$m = c \times V \times M / 1\,000$$

式中:m 为需称取的质量(g);c 为欲配溶液浓度(mol/L);V 为欲配溶液体积(ml);M 为摩尔质量(g/mol)。

2) 称量:用电子天平称出所需 Na$_2$SO$_4$·10H$_2$O 的质量。

3) 溶解:将称得的 Na$_2$SO$_4$·10H$_2$O 倒入烧杯中,加纯化水少许,用玻璃棒搅拌使其完全溶解。

4) 转移:将烧杯中的 Na$_2$SO$_4$·10H$_2$O 溶液用玻璃棒引流到 50 ml 容量瓶中,再用少量纯化水洗涤烧杯 2～3 次,洗液均转移倒入 50 ml 容量瓶中。

5) 定容:继续往容量瓶中加入纯化水距 50 ml 刻度线 1～2 cm 时,改用滴管滴加纯化水,至溶液凹液面底部与 50 ml 刻度线相切。

6) 混匀:盖紧瓶塞,上下倒转约 20 次,使瓶内的液体混合均匀。即得 50 ml 0.5 mol/L Na$_2$SO$_4$ 溶液。

7) 回收:将配制好的溶液倒入指定的回收瓶中。

四、工作记录

项目名称	操作	现象、解释

五、工作后思考

(1) 溶液配制的方法有哪些?

(2) 用浓 H$_2$SO$_4$ 配制稀 H$_2$SO$_4$ 时应注意什么? 能否在量筒中稀释浓硫酸? 用 18 mol/L 的浓硫酸配制 3 mol/L 的稀硫酸 500 ml,需要浓硫酸多少毫升?

(3) 在配制和稀释溶液的操作中,一些不规范操作会影响结果,请在下表中填入对结果的影响程度(偏大、偏小和无影响)。

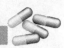

不规范操作	对配成溶液浓度的影响
天平未调零 天平的托盘上有杂物 称量时右物左码 溶质不纯 向容量瓶移液时有少量溅出 未洗涤烧杯和玻璃棒 未冷却就注入容量瓶 容量瓶内原有水 定容时超过刻度线 定容时加水过多用滴管取出 定容时俯视刻度线 定容时仰视刻度线 摇匀正放后发现液面未到刻度线再加水	

滴定液的配制和标定

药·用·基·础·化·学·实·训·指·导

任务一　配制和标定的操作要点

　　滴定液系指在容量分析中用于滴定被测物质含量的标准溶液,具有准确的浓度(取 4 位有效数字)。滴定液的浓度以"mol/L"表示,滴定液的制备应按现行版《中国药典》规定进行配制和标定。正确地配制滴定液,确定其准确浓度,妥善地贮存滴定液,都关系到滴定分析结果的准确性。

一、滴定液的配制和标定

　　滴定液的配制方法有两种:一种是直接配制法;另一种是间接配制法。

　　1. 直接配制法　在分析天平上精密称取一定量的基准物质(经规定条件下干燥至恒重)置于容量瓶中,加溶剂溶解,并稀释定容到刻度,充分摇匀,根据所称基准物质的质量和溶液的体积,即可计算出滴定液的准确浓度。

　　这里的恒重是指除另有规定外,系指供试品连续两次干燥或炽灼后的质量差异在 0.3 mg 以下的质量。

　　用来测定滴定液浓度的,且有恒定的分子式,称取时及配制后性质稳定的物质,称为基准物质。能够用直接法配制标准溶液或标定其他标准溶液的试剂必须是基准物质,基准物质应符合以下条件:①纯度高,一般要求在 99.9% 以上,所含的杂质应不影响滴定反应的准确度;②性质稳定,加热干燥时不分解,称量时不吸湿,不吸收二氧化碳,不易被空气氧化,在空气中不风化、不潮解;③物质的实际组成与它的化学式完全相符,若含有结晶水(如硼砂 $Na_2B_4O_7 \cdot 10H_2O$),其结晶水的数目也应与化学式完全相符;④最好具有较大的摩尔质量,以减少称量误差。

　　市售的基准试剂是按照基准物质的条件制备的,所以一般可以直接作为基准物质使用。但是,对于放置时间较长的基准试剂在使用前必须进行处理。例如,灼烧或加热干燥等。常用的基准物质如表 4-1 所示。

　　2. 间接配制法　对于不符合基准物质条件的试剂,只能采用间接配制法配制,通常是先将试剂配制成所需近似浓度的溶液,再用另一种已知量的基准物质溶液或另一种已知浓

表4-1 常用的基准物质

基准物质	干燥后的组成	干燥条件(℃)	标定对象
碳酸氢钠	$NaHCO_3$	$270\sim300$	酸
无水碳酸钠	Na_2CO_3	$270\sim300$	酸
硼砂	$Na_2B_4O_7 \cdot 10H_2O$	置于 NaCl 和蔗糖饱和溶液的干燥器中	酸
二水合草酸	$H_2C_2O_4 \cdot 2H_2O$	室温空气干燥	碱或 $KMnO_4$
邻苯二甲酸氢钾	$KHC_8H_4O_4$	$110\sim120$	碱
重铬酸钾	$K_2Cr_2O_7$	$140\sim150$	硫代硫酸钠
溴酸钾	$KBrO_3$	150	硫代硫酸钠
草酸钠	$Na_2C_2O_4$	$105\sim110$	$KMnO_4$
氧化锌	ZnO	$900\sim1\,000$	EDTA
锌	Zn	室温干燥器中	EDTA
氯化钠	$NaCl$	$500\sim600$	$AgNO_3$
硝酸银	$AgNO_3$	$280\sim290$	氯化物
对氨基苯磺酸	$C_6H_7O_3NS$	120	$NaNO_2$

度的标准溶液与其相互滴定,从而计算出该溶液的准确浓度。

配制过程应有核对人,并在记录中签名以示负责。如果配制浓度等于或低于 $0.02\,mol/L$ 的滴定液时,除另有规定外,应于临用前精密量取浓度等于或大于 $0.1\,mol/L$ 的滴定液适量,加新沸过的冷水或规定的溶剂定量稀释制成。

3. 滴定液的标定　滴定液的标定系指根据规定的方法,用基准物质或已知准确浓度的滴定液测定待标液浓度(mol/L)的操作过程。

具体操作为精密称取基准物质 3 份,分别置于锥形瓶中,加适量溶剂溶解,然后用待标定的标准溶液滴定,根据基准物质的质量和待标定标准溶液所消耗的体积,即可计算出待标定滴定液的准确浓度。

滴定液标定的工作流程为:将干燥至恒重的基准物置于称量瓶中,放在干燥器中备用,用小纸条夹住称量瓶,用减重法精密称量所需要基准物的质量于锥形瓶中,用溶剂溶解,加指示剂,用待标定的滴定液滴定,滴至终点,读取滴定管的数据,数据计算和结果判断(图4-1)。

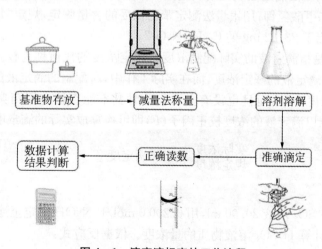

图4-1　滴定液标定的工作流程

二、滴定分析的计算

在滴定分析中,无论发生哪种反应,反应物之间都存在确定的化学计量关系。这是滴定分析定量计算的依据。例如,设标准溶液 A 与被测组分 B 之间的化学反应为:

$$aA \; + \; bB \longrightarrow cC + dD$$
$$\text{标准溶液} \quad \text{被测组分}$$

反应到达化学计量点时,参加反应的标准溶液 A 与被测组分 B 之间的物质的量的关系为:

$$c_A V_A = \frac{a}{b} c_B V_B$$

$$或 \frac{m_A}{M_A} = \frac{a}{b} c_B V_B$$

$$或 c_B = \frac{b}{a} \frac{m_A}{M_A \cdot V_B}$$

式中:m_A 为基准物的质量(g);M_A 为基准物的摩尔质量(g/mol);c_B 为待标定液的物质的量浓度(mol/ml);V_B 为所消耗的标定液的体积(ml)。

在滴定液标定时,还常常使用滴定度和校正因子的概念。

滴定度(T)系指每毫升某摩尔浓度的滴定液相当于被测药物的质量,计算公式如下:

$$T = \frac{m_{待测物}}{V_{滴定液}}$$

它是根据滴定液中的溶质与被测物质之间的反应式求得的。药典中一般都直接给出滴定度,在含量测定项下以"每毫升×××滴定液(X mol/L)相当于 Y mg 的某药物"表示,"Y"即为滴定度的值。

例如,用酸碱滴定法滴定氢氧化钠滴定液,每毫升氢氧化钠滴定液(0.1 mol/L)相对于 20.42 mg 的邻苯二甲酸氢钾;用银量法测定苯巴比妥的含量测定,规定"每毫升硝酸银滴定液(0.1 mol/L)相当于 23.22 mg 的 $C_{12}H_{12}N_2O_3$"。

校正因子(F)是指滴定液的实际配制浓度与规定浓度的比值称为校正因子。在药典中给出的滴定度都是滴定液的规定浓度,而在实际工作中,所配制的滴定液的浓度不可能恰好与滴定液的规定浓度一致,而且也没有必要。此时就不能直接应用药典上给出的滴定度(T)计算,但只要乘以滴定液的浓度校正因子(F)即可换算成实际的滴定度(T'):

$$F = \frac{实际浓度}{规定浓度} \quad 或实际滴定度 \; T' = FT$$

【实例分析】

(1) 取欲测 H_2SO_4 溶液 20.00 ml,用 0.200 0 mol/L NaOH 滴定至终点,消耗了 NaOH 滴定液 25.00 ml,计算 H_2SO_4 溶液物质的量浓度。依据反应式:

$$H_2SO_4 + 2NaOH \Longrightarrow Na_2SO_4 + 2H_2O$$

$$c_A = \frac{a}{b} \frac{c_B V_B}{V_A} = \frac{1 \times 0.200\,0 \times 25.00}{2 \times 20.00} = 0.125\,0\ \text{mol/L}$$

（2）精密称取草酸($H_2C_2O_4 \cdot 2H_2O$)基准物 0.267 8 g,标定约 0.2 mol/L NaOH 滴定液的浓度,消耗 NaOH 滴定液 20.45 ml,计算 NaOH 滴定液的实际浓度。$M_{\text{草酸}} = 126.1$ g/mol。依据反应式:

$$2NaOH + H_2C_2O_4 = Na_2C_2O_4 + 2H_2O$$

$$c_B = \frac{b}{a} \frac{m_A}{M_A \cdot V_B} = \frac{2 \times 0.267\,8 \times 1\,000}{1 \times 20.45 \times 126.1} = 0.207\,7\ \text{mol/L}$$

三、工作记录和数据处理

滴定液浓度及名称							
配制依据							
标定用的基准物	名　称		滴定液		名　称		
	批　号				批　号		
	生产厂家				生产厂家		
滴定管的规格			配制和标定日期				
干燥箱的型号			温度				
电子天平的型号			湿度				
配制方法							
计算公式							
数据处理		Ⅰ		Ⅱ		Ⅲ	
	基准物的质量						
	滴定液的消耗量						
	滴定液的浓度						
	滴定液的平均浓度						
	绝对偏差						
	平均偏差						
	相对平均偏差						
结论							

初标者(签字):　　　　　　标定者(签字):　　　　　　复标者(签字):
日期:　　　　　　　　　　日期:　　　　　　　　　　日期:

填写标签：

滴定液	
名称：	
浓度：	标定温度：
配制依据：	
批号：	
配制者：	监配人：
配制日期：	失效期：

四、注意事项

（1）摇瓶时，应转动腕关节，使溶液向一个方向做圆周运动，但是勿使瓶口接触滴定管，溶液也不得溅出。

（2）滴定时一手不能离开活塞，让滴定液成滴状流下。

（3）注意观察液体滴落点周围溶液颜色的变化。开始时应边摇边滴，滴定速度可稍快（3～4 d/s 为宜），但是不要形成线状。接近终点时应改为加 1 滴，摇几下，最后，每加半滴，即摇动锥形瓶，直至溶液出现明显的颜色变化，准确到达终点为止。滴定时不要去看滴定管上方的体积，而不顾滴定反应的进行。

（4）每次滴定应从"0.00"ml 处开始，固定使用滴定管的某一段，以减小体积误差。

（5）正确读取容积刻度。

五、滴定操作的误差分析

滴定操作的关键在于准确测定出参加反应的两种溶液的体积及准确判断终点是否达到。常见错误如下。

1. 造成偏大的错误操作

（1）滴定管用蒸馏水洗净后未用滴定液洗涤，致使滴定液浓度降低，滴定时滴定液的实际用量增大。

（2）锥形瓶用蒸馏水洗净后又用待测液洗涤，待测液的实际用量比实际量取的体积大，滴定液的实际用量也随之增大。

（3）滴定管尖嘴部分的气泡未赶尽就进行滴定，计算的滴定液体积比实际量大。

（4）滴定前读数俯视，使读数变小，滴定后仰视，使读数变大，滴定液的计算用量比实际用量大。

（5）滴定时溶液流速快，成线状流入锥形瓶，而不是逐滴滴下，滴定到终点后没有停 1 min 就立即读数。由于滴定管内壁上附着的滴定液尚未流下，并且滴下的滴定液可能过剩，致使滴定液的实际用量比实际用量大。

（6）滴定过程中有滴定液沾在锥形瓶内壁上，又未用蒸馏水冲洗下去，滴定液过量。

（7）移液管尖嘴上的残留液吹入锥形瓶，待测液用量增加，滴定液用量增大。

（8）滴定时锥形瓶摇动不均匀，待整个溶液中指示剂变色时，滴下去的滴定液早已过量。

（9）滴定终止时，当指示剂变色后若反加 1 滴待测液，而溶液未能恢复到滴定前的颜色，表示滴加的滴定液已过量。

2. 造成偏小的错误操作

（1）量取待测液的移液管或滴定管用蒸馏水冲洗后，未用待测液洗涤就去移取待测液，则滴定液的用量减小。

（2）锥形瓶未洗净，残留能与待测液溶质起反应的少量物质，使滴定液的用量减小。

（3）滴定前读数仰视使读数偏大，滴定后读数俯视使读数偏小，滴定液的计算用量比实际用量小。

（4）滴定终止半分钟后，溶液又呈现滴定前的颜色，则待测液还有剩余。

（5）滴定过程中，锥形瓶振荡太剧烈，有少量液滴溅出。

（6）标准液在刻度线以上，未予调整，滴定读数偏小。

还有一些操作对结果无影响，如盛待测溶液的锥形瓶用蒸馏水冲洗后，不经干燥便直接盛待测溶液；滴定接近终点时，有少量纯化水冲洗锥形瓶内壁。

任务二　配制和标定氢氧化钠滴定液

一、工作目标

（1）学会氢氧化钠滴定液的配制和标定方法。

（2）巩固用递减法称量固体物质。

（3）熟悉滴定操作并掌握滴定终点的判断。

二、工作前准备

1. 工作环境准备　药物检测实训室、天平室；温度 18～26℃；相对湿度不大于 75%。

2. 仪器和规格　电子天平、托盘天平、碱式滴定管（50 ml）、玻棒、量筒（10 ml）、试剂瓶（1 000 ml）、电炉、表面皿、称量瓶、锥形瓶（250 ml）、烧杯（250 ml）。

3. 试剂和规格　固体 NaOH、邻苯二甲酸氢钾（基准物）、纯化水、酚酞指示剂。

4. 注意事项

（1）固体氢氧化钠应放在表面皿上或小烧杯中称量，不能放在称量纸上称量，因为氢氧化钠极易吸潮。

（2）滴定前，应检查橡皮管内和滴定管尖处是否有气泡，如有气泡应排除。

三、工作依据

NaOH 易吸收空气中的 CO_2 而生成 Na_2CO_3，其反应式为：

$$2NaOH + CO_2 \rightleftharpoons Na_2CO_3 + H_2O$$

由于 Na_2CO_3 在饱和 NaOH 溶液中不溶解，因此将 NaOH 制成饱和溶液，其含量约为 52%(w/w)，相对密度约为 1.56。待 Na_2CO_3 沉淀后，量取一定量的上清液，稀释至一定体积，即可。用来配制 NaOH 的纯化水，应加热煮沸放冷，除去水中 CO_2。

标定 NaOH 滴定液的基准物有草酸（$H_2C_2O_4 \cdot 2H_2O$）、苯甲酸（$C_7H_6O_2$）、邻苯二甲酸氢钾（$KHC_8H_4O_4$）等。通常用邻苯二甲酸氢钾标定 NaOH 滴定液，标定反应如下：

终点时，溶液为碱性，采用酚酞作指示剂，酚酞指示剂由无色变成淡红色，并且 20 s 内不褪色。

四、工作步骤

1. NaOH 滴定液的配制

（1）NaOH 饱和溶液的配制：用托盘天平称取 NaOH（置于烧杯中）约 120 g，加入 100 ml 纯化水，搅拌使之溶解成饱和溶液。贮于塑料瓶中，静置数日，澄清后备用。

（2）NaOH 滴定液（0.1 mol/L）的配制：取澄清的饱和 NaOH 溶液 5.6 ml，置 1 000 ml 试剂瓶中，加新煮沸的冷水 1 000 ml，摇匀，密塞，贴上标签，备用。

2. NaOH 滴定液（0.1 mol/L）的标定　　取在 105℃ 干燥至恒重的基准试剂邻苯二甲酸氢钾约 0.6 g，精密称定，置于 250 ml 锥形瓶中，加新沸过的冷水 50 ml，振摇，使之尽量溶解。加酚酞指示剂 2 d，用待标定的 NaOH 溶液滴定，在接近终点时，应使邻苯二甲酸氢钾完全溶解，滴定至溶液呈淡红色，且 20 s 不褪色即可。每毫升氢氧化钠滴定液（0.1 mol/L）相当于 20.42 mg 的邻苯二甲酸氢钾。

平行测定 3 次。根据 NaOH 溶液的消耗量和邻苯二甲酸氢钾的取用量，计算 NaOH 滴定液的浓度和相对平均偏差，公式如下：

$$c_{NaOH} = \frac{m_{KHC_8H_4O_4}}{V_{NaOH} \times M_{KHC_8H_4O_4}} \times 10^3$$

五、工作记录和数据处理

		1	2	3
工作记录				
数据处理	邻苯二甲酸氢钾的质量 m			
	NaOH 滴定液的消耗量 V_{NaOH}			
	NaOH 滴定液的浓度 c_{NaOH}			
	NaOH 滴定液的平均浓度			
	绝对偏差 d			
	平均偏差 $\bar{d}$			
	相对平均偏差 $R\bar{d}$			
结论				

填写标签：

标准溶液	
名称：	
浓度：	标定温度：
配制依据：	
批号：	
配制者：	监配人：
配制日期：	失效期：

六、工作后思考

（1）配制 NaOH 滴定液时，用台秤称取固体 NaOH 是否会影响浓度的准确度？用量筒量取 500 ml 纯化水是否也会影响浓度的准确度？为什么？

（2）用邻苯二甲酸氢钾基准试剂标定 NaOH 溶液的浓度，若消耗 NaOH（0.1 mol/L）滴定液约 25 ml，问应称取邻苯二甲酸氢钾多少克？

（3）待标定的 NaOH 溶液装入滴定管前，为什么要用少量的此溶液荡洗 2～3 遍？

任务三 配制和标定盐酸滴定液

一、工作目标

(1) 理解盐酸滴定液配制与标定的原理和方法。
(2) 熟悉用甲基红-溴甲酚绿混合指示剂指示滴定终点。

二、工作前准备

1. **工作环境准备** 药物检测实训室、天平室;温度 18～26℃;相对湿度不大于 75%。

2. **仪器和规格** 电子天平、托盘天平、称量瓶、酸式滴定管(50 ml)、玻棒、量筒(10 ml)、锥形瓶(250 ml)、试剂瓶(1 000 ml)、电炉。

3. **试剂和规格** 浓盐酸(A. R)、无水碳酸钠(基准试剂)、纯化水、甲基红-溴甲酚绿混合指示剂。

4. **注意事项**

(1) 无水 Na_2CO_3 经高温烘烤后,极易吸收空气中水分,故称量时动作要快,称量瓶盖一定要盖严,防止无水 Na_2CO_3 吸潮。

(2) 无水 Na_2CO_3 作为基准试剂标定 HCl 滴定液,使用前必须在 270～300℃干燥 1 h。

三、工作依据

市售浓盐酸为无色透明溶液,HCl 含量为 36%～38%(w/w),相对密度约为 1.19。由于浓盐酸易挥发,不能直接配制,应采用间接法配制盐酸滴定液。

标定盐酸的基准试剂有无水碳酸钠和硼砂等,本任务用基准无水碳酸钠进行标定,以甲基红-溴甲酚绿混合指示剂指示终点,终点颜色由绿色变暗紫色。标定反应为:

$$2HCl + Na_2CO_3 \Longrightarrow 2NaCl + H_2O + CO_2\uparrow$$

反应过程产生的 H_2CO_3 会使滴定突跃不明显,致使指示剂颜色变化不够敏锐。所以,在滴定接近终点时,将溶液加热煮沸,并摇动以驱走 CO_2,冷却后再继续滴定至终点。

四、工作步骤

1. **HCl 滴定液(0.1 mol/L)的配制** 用洁净量筒取浓盐酸 9.0 ml,加水稀释至 1 000 ml 摇匀,即得,备用。

2. **HCl 滴定液(0.1 mol/L)的标定** 取在 270～300℃干燥至恒重的基准无水碳酸钠约 0.15 g,精密称定,置于锥形瓶中,加 50 ml 纯化水溶解后,加甲基红-溴甲酚绿混合指示剂

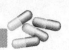

10 d,用待标定的 HCl 滴定液滴定至溶液由绿变紫红色,煮沸约 2 min,冷却至室温,继续滴定至暗紫色,记下所消耗的滴定液的体积。每毫升盐酸滴定液(0.1 mol/L)相当于 5.30 mg 的无水碳酸钠。

平行测定 3 份,计算盐酸溶液的浓度和相对平均偏差,公式如下:

$$c_{HCl} = 2 \times \frac{m_{Na_2CO_3}}{V_{HCl}M_{Na_2CO_3}} \times 10^3$$

五、工作记录和数据处理

		1	2	3
工作记录				
数数据处理	无水碳酸钠的质量 m			
	HCl 滴定液的消耗量 V_{HCl}			
	HCl 滴定液的浓度 c_{HCl}			
	HCl 滴定液的浓度平均值			
	绝对偏差 d			
	平均偏差 $\bar{d}$			
	相对平均偏差 $R\bar{d}$			
结论				

填写标签:

标准溶液	
名称:	
浓度:	标定温度:
配制依据:	
批号:	
配制者:	监配人:
配制日期:	失效期:

六、工作后思考

(1) 为什么不能用直接法配制 HCl 滴定液?

(2) 基准 Na_2CO_3 使用前为什么必须在 270~300℃干燥 1 h?

任务四 配制和标定高氯酸滴定液

一、工作目标

（1）理解非水溶液酸碱滴定法的原理和配制、标定高氯酸滴定液的方法。

（2）学会配制、标定高氯酸滴定液的基本操作。

（3）熟悉结晶紫指示剂指示终点的方法。

二、工作前准备

1. 工作环境准备　药物检测实训室、天平室；温度 18～26℃；相对湿度不大于 75%。

2. 仪器和规格　半微量滴定管（10 ml）、锥形瓶（50 ml）、电子天平、量筒（10 ml, 25 ml）、烧杯（1 000 ml）。

3. 试剂和规格　高氯酸（A. R.，70%～72%，相对密度 1.75）、醋酐（A. R.，97%，相对密度 1.08）、醋酸（A. R.）、邻苯二甲酸氢钾（基准试剂）、结晶紫指示剂（0.5%的冰醋酸溶液）。

4. 注意事项

（1）配制高氯酸溶液时，为防高氯酸与有机物接触而遇热爆炸，应将高氯酸用冰醋酸稀释后，在搅拌下缓缓滴加醋酐。量取高氯酸的量筒不得再次量取醋酐。高氯酸滴定液应置于棕色玻璃瓶中，密闭保存。当溶液变黄时，即高氯酸分解，不得再用。

（2）使用的仪器应预先洗净烘干。

（3）高氯酸、冰醋酸能腐蚀皮肤，刺激黏膜，应注意防护。

（4）非水溶剂成本较高，取样量相应要减少，一般以消耗滴定液（0.1 mol/L）体积在 10 ml 以内为最佳，所以常选用 10 ml 半微量滴定管进行滴定。

（5）结晶紫指示剂指示终点颜色的变化为紫→紫蓝→纯蓝，其中紫→紫蓝的变化时间比较长，而紫蓝→纯蓝的变化时间较短，应注意把握好终点。

（6）近终点时，用少量的溶剂荡洗锥形瓶壁。

（7）因为冰醋酸较黏稠，流动较慢，滴定到达终点后，应稍等片刻再读数，以免黏附在滴定管壁上的溶剂未能完全流下，影响滴定结果。同时，由于非水酸碱滴定溶剂和指示液常消耗一定量的滴定液，故需做空白试验校正。

（8）任务结束后应回收溶剂。

三、工作依据

常见的无机酸在冰醋酸中以高氯酸的酸性最强，并且高氯酸的盐易溶于有机溶剂，故在非水溶液酸碱滴定中常用高氯酸作为滴定碱的滴定液，采用间接法配制。用邻苯二甲酸氢

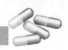

钾为基准试剂,结晶紫为指示剂,标定高氯酸滴定液。根据邻苯二甲酸氢钾的质量和消耗高氯酸滴定液的体积,便可求得高氯酸滴定液的浓度。其滴定反应为:

$$\text{邻苯二甲酸氢钾} \quad + HClO_4 \Longleftrightarrow \quad \text{邻苯二甲酸} \quad + KClO_4$$

由于溶剂和指示剂要消耗一定量的滴定液,故需做空白试验校正。

四、工作步骤

1. 高氯酸滴定液(0.1 mol/L)的配制　　取无水冰醋酸(按含水量计算,每克水加醋酐5.22 ml)750 ml,加入高氯酸(70%~72%)8.5 ml,摇匀,在室温下缓缓滴加醋酐23 ml,边加边摇,加完后再振摇均匀,放冷,再加无水醋酸适量至1 000 ml,摇匀,放置24 h。若所测供试品易乙酰化,则需用水分测定法测定本液的含水量,再用水和醋酐调节至本液的含水量至0.01%~0.2%。

2. 高氯酸滴定液(0.1 mol/L)的标定　　取在105℃干燥至恒重的基准邻苯二甲酸氢钾约0.16 g,精密称定,加无水冰醋酸20 ml使溶解,加结晶紫指示剂1 d,用本液缓缓滴至蓝色,并将滴定结果用空白试验校正。每毫升高氯酸滴定液(0.1 mol/L)相当于20.42 g的邻苯二甲酸氢钾。

平行测定2次,根据邻苯二甲酸氢钾的质量和消耗高氯酸滴定液的体积,按下式计算出高氯酸滴定液的浓度和相对偏差:

$$c_{HClO_4} = \frac{m_{C_8H_5O_4K}}{(V_{HClO_4} - V_{空白}) \times M_{C_8H_5O_4K}} \times 10^3$$

五、工作记录和数据处理

		1	2	3
	工作记录			
数数据处理	邻苯二甲酸氢钾的质量 m			
	高氯酸滴定液的消耗量 V_{HClO_4}			
	高氯酸滴定液的浓度 c_{HClO_4}			
	高氯酸滴定液的平均浓度			
	绝对偏差 d			
	平均偏差 $\bar{d}$			
	相对平均偏差 $R\bar{d}$			
	结论			

填写标签：

标准溶液	
名称：	
浓度：	标定温度：
配制依据：	
批号：	
配制者：	监配人：
配制日期：	失效期：

六、工作后思考

（1）为什么醋酐不能直接加入高氯酸溶液中？

（2）如果锥形瓶中有少量水会带来什么影响？为什么？

（3）为什么要做空白试验？怎样做空白试验？

（4）为什么邻苯二甲酸氢钾既可作为标定碱（NaOH），还可以作为标定酸（$HClO_4$）的基准试剂质？

任务五 配制和标定硝酸银滴定液

一、工作目标

（1）学会硝酸银滴定液的配制与标定方法。

（2）熟悉吸附指示剂的变色原理。

（3）进一步练习滴定操作。

二、工作前准备

1. **工作环境准备** 药物检测实训室、天平室；温度 18～26℃；相对湿度不大于75％。

2. **仪器和规格** 电子天平、托盘天平、称量瓶、棕色试剂瓶（1 000 ml）、酸式滴定管（棕色，50 ml）、量筒（10 ml，50 ml，500 ml）、烧杯（1 000 ml）、锥形瓶（250 ml）。

3. **试剂和规格** 氯化钠（基准试剂）、硝酸银（A. R.）、糊精溶液（1∶50）、荧光黄指示剂（0.1％乙醇溶液）。

4. **注意事项**

（1）$AgNO_3$ 滴定液应用纯化水配制。

（2）光线可促使 $AgNO_3$ 分解出金属银而使沉淀颜色变深，影响终点的观察，因此，滴定时应避免强光直射。应用棕色试剂瓶盛装 $AgNO_3$ 滴定液，滴定管也需用棕色酸式滴定管。

三、工作依据

　　硝酸银滴定液一般用间接法配制,然后用基准试剂质标定其浓度。标定硝酸银滴定液一般采用基准 NaCl,用吸附指示剂法确定滴定终点。由于颜色的变化发生在 AgCl 沉淀的表面上,其沉淀的表面积越大,到达滴定终点时,颜色的变化就越明显。为此,可将基准 NaCl 配成较稀的溶液,为了防止 AgCl 胶体的凝聚,常需要加入糊精,使 AgCl 保持胶态。

　　用荧光黄(HFI)作指示剂,标定 $AgNO_3$ 滴定液时,其变色过程可表示为:

终点前　　　　　　　　　终点时

$(AgCl) \cdot Ag^+ + FI^- \rightleftharpoons (AgCl) \cdot Ag^+ \cdot FI^-$

（黄绿色）　　　　　　　（淡红色）

四、工作步骤

　　1. $AgNO_3$ 滴定液(0.1 mol/L)的配制　取硝酸银 17.5 g,置 250 ml 烧杯中,加水适量溶解成 1 000 ml,摇匀,置于棕色磨口瓶中避光保存。

　　2. $AgNO_3$ 滴定液(0.1 mol/L)的标定　取在 110℃ 干燥至恒重的基准氯化钠 0.2 g,精密称定,置于 250 ml 锥形瓶中,加水 50 ml 溶解,再加糊精溶液(1→50)5 ml、碳酸钠 0.1 g 与荧光黄指示剂 8 d,用 $AgNO_3$ 滴定液滴定至浑浊液由黄绿色变为微红色,即为终点,每毫升 $AgNO_3$ 滴定液(0.1 mol/L)相当于 5.844 mg 的氯化钠。

　　平行标定 3 次。根据氯化钠的质量和消耗 $AgNO_3$ 滴定液的体积,按下式计算出 $AgNO_3$ 滴定液的浓度和相对偏差:

$$c_{AgNO_3} = \frac{m_{NaCl}}{V_{AgNO_3} \times M_{NaCl}} \times 10^3$$

五、工作记录和数据处理

		1	2	3
工作记录				
	氯化钠的质量 m			
	$AgNO_3$ 滴定液的消耗量 V_{AgNO_3}			
	$AgNO_3$ 滴定液的浓度 c_{AgNO_3}			
数数据处理	$AgNO_3$ 滴定液的平均浓度			
	绝对偏差 d			
	平均偏差 $\bar{d}$			
	相对平均偏差 $R\bar{d}$			
结论				

填写标签：

标准溶液		
名称：		
浓度：	标定温度：	
配制依据：		
批号：		
配制者：	监配人：	
配制日期：	失效期：	

六、工作后思考

（1）AgNO₃滴定液应装在酸式滴定管还是碱式滴定管中？为什么？

（2）配制 AgNO₃滴定液的容器用自来水洗后，若不用纯化水洗而直接用来配制 AgNO₃滴定液，将会出现什么现象？为什么？

任务六 配制和标定 EDTA 滴定液

一、工作目标

（1）学会 EDTA 滴定液的配制和标定方法。

（2）理解酸度控制在配位滴定中的重要意义。

（3）学会应用金属指示剂确定滴定终点的方法。

二、工作前准备

1. **工作环境准备** 药物检测实训室、天平室；温度 18～26℃；相对湿度不大于 75%。

2. **仪器和规格** 电子天平、托盘天平、酸式滴定管（50 ml）、烧杯（100 ml）、锥形瓶（250 ml）、量筒（10 ml，25 ml，100 ml）、聚乙烯试剂瓶（1 000 ml）、马福炉。

3. **试剂和规格** Na₂H₂Y·2H₂O(A. R)、ZnO(基准)、pH＝10 的氨-氯化铵缓冲溶液（1∶1）、氨试液、稀 HCl、0.025%甲基红乙醇溶液、铬黑 T 指示剂。

4. **注意事项**

（1）EDTA 滴定液如需长期保存，应贮存于聚乙烯瓶中。若贮存在玻璃瓶中，EDTA 将会与玻璃中的 Ca^{2+} 作用而生成 CaY^{2-}，使 EDTA 滴定液的浓度发生变化。

（2）滴定速度应适宜，近终点时 EDTA 滴定液要逐滴加入，并充分振摇，防止滴过终点。

（3）由于 EDTA 和金属离子在络合过程中有 H^+ 不断产生，使溶液酸度不断提高，所以在滴定前应调节好溶液的酸度并在溶液中加入一定量的缓冲溶液，使溶液在滴定过程中的 pH 值保持在一定范围之内。当 pH 值在 3.4～5.5 时，常用醋酸-醋酸盐缓冲液；pH 值在 8～11 时，常用氨-氯化铵缓冲液。

（4）由于在加入的试剂中可能含有其他金属离子杂质，从而消耗一定量的滴定液。因此，通常需将滴定的结果用空白试验校正。

（5）配制好的固体铬黑 T 指示剂要置于干燥器内，注意防潮。

三、工作依据

乙二胺四乙酸在水中溶解度很小，一般用其二钠盐（$Na_2H_2Y \cdot 2H_2O$）配制溶液，简称为 EDTA - 2Na。对于纯度很高的 EDTA - 2Na 可采用直接法配制，对于纯度不高的，则采用间接法配制，然后再用基准试剂标定。标定 EDTA 溶液的基准试剂质有纯 Zn，Cu，Bi，ZnO，CAcO$_3$ 及 $MgSO_4 \cdot 7H_2O$ 等，一般采用 ZnO 作基准试剂来标定其浓度。标定反应是在 pH＝10 的氨-氯化铵缓冲溶液中进行，以铬黑 T 作指示剂。反应式如下：

$$终点前 \quad Zn^{2+} + HIn^{2-} \Longleftrightarrow ZnIn^- + H^+$$
$$（紫红色）$$
$$Zn^{2+} + H_2Y^{2-} \Longleftrightarrow ZnY^{2-} + 2H^+$$
$$终点时 \quad ZnIn^- + H_2Y^{2-} \Longleftrightarrow ZnY^{2-} + HIn^{2-} + H^+$$
$$（紫红色） \qquad\qquad （纯蓝色）$$

当溶液中游离的 Zn^{2+} 与 EDTA 配位完全时，继续滴加 EDTA 滴定液，即可夺取紫红色配合物即 $ZnIn^-$ 中的 Zn^{2+}，生成更加稳定的 ZnY^{2-} 配合物，使指示剂 HIn^{2-} 游离出来，则溶液显蓝色而指示终点。

四、工作步骤

1. EDTA 滴定液（0.1 mol/L）的配制　称取乙二胺四乙酸钠 19 g，加适量的水使溶解成 1 000 ml，移入聚乙烯瓶或硬质玻璃瓶中，充分摇匀，待标定。

2. EDTA 滴定液（0.1 mol/L）的标定　取于约 800℃灼烧至恒重的基准氧化锌 0.12 g，精密称定，置于锥形瓶中，加稀盐酸 3 ml 使溶解，加水 25 ml，加 0.025％甲基红的乙醇溶液 1 d，滴加氨试液至溶液呈微黄色，加水 25 ml 与氨-氯化铵缓冲溶液（pH＝10.0）10 ml，再加少量铬黑 T 指示剂，用 EDTA 滴定液滴定至溶液由紫红色变为纯蓝色即达终点。并将滴定结果用空白试验校正。每毫升乙二胺四乙酸钠滴定液（0.1 mol/L）相当于 4.069 mg 的氧化锌。

平行测定 3 份。根据 EDTA 滴定液的消耗量与氧化锌的取用量，由下列公式计算出 EDTA 滴定液的浓度和相对偏差：

$$c_{EDTA} = \frac{m_{ZnO}}{V_{EDTA} \times M_{ZnO}} \times 10^3$$

五、工作记录和数据处理

		1	2	3
工作记录				
数数据处理	氧化锌的质量 m			
	EDTA 滴定液的消耗量 V_{EDTA}			
	EDTA 滴定液的浓度 c_{EDTA}			
	EDTA 滴定液的平均浓度			
	绝对偏差 d			
	平均偏差 $\bar{d}$			
	相对平均偏差 $R\bar{d}$			
结论				

填写标签：

标准溶液	
名称：	
浓度：	标定温度：
配制依据：	
批号：	
配制者：	监配人：
配制日期：	失效期：

六、工作后思考

（1）乙二胺四乙酸二钠盐的水溶液呈酸性还是碱性？

（2）在任务中，若用二甲酚橙为指示剂来指示终点时，溶液的酸度应控制在什么 pH 范围？为什么？如何控制？

（3）使用铬黑 T 指示剂指示终点时，为什么要控制溶液的 pH≈10？

配制和标定硫代硫酸钠滴定液

一、工作目标

(1) 学会硫代硫酸钠滴定液的配制和标定方法。

(2) 了解反应条件对氧化还原反应的影响。

(3) 学会使用淀粉指示剂判断滴定终点。

(4) 学会正确使用碘量瓶。

二、工作前准备

1. 工作环境准备 药物检测实训室、天平室;温度 18～26℃;相对湿度不大于 75%。

2. 仪器和规格 电子天平、托盘天平、碘量瓶(250 ml)、酸式滴定管(50 ml)、烧杯(250 ml)、量筒(10 ml,50 ml,100 ml)。

3. 试剂和规格 $Na_2S_2O_3 \cdot 5H_2O$(A.R.,固体)、无水 Na_2CO_3(A.R.,固体)、重铬酸钾 $K_2Cr_2O_7$(基准试剂)、KI(A.R.,固体)、6 mol/L 稀硫酸(A.R.)、淀粉指示剂、纯化水。

4. 注意事项

(1) 加液顺序应为水→KI→酸。

(2) 因为 I_2 容易挥发损失,在反应过程中要及时盖好碘量瓶瓶盖,并放置暗处。第 1 份滴定完后,再取出下一份。

(3) 淀粉指示液不能加入过早,否则大量的 I_2 与淀粉结合成蓝色物质,而难于很快地与 $Na_2S_2O_3$ 反应,使终点延后,产生误差。

(4) 滴定结束后,放置的溶液可能会返蓝色,若在 5 min 内返蓝色,说明重铬酸钾与碘化钾作用不完全,应重做。若在 5 min 后返蓝色,那是因为空气氧化所致,对结果没有影响。

三、工作依据

$Na_2S_2O_3 \cdot 5H_2O$ 结晶易风化和潮解,一般还含有少量杂质,如 NaCl,$Na_2S_2O_3$,Na_2SO_4,Na_2CO_3,S 等,$Na_2S_2O_3$ 在中性或碱性溶液中较稳定,在酸性溶液中易分解,析出 S。所以不能用直接法配制滴定液。

$Na_2S_2O_3$ 溶液不稳定,容易受微生物和空气中 CO_2 和 O_2 的作用而分解,所以配成溶液后,浓度仍有所改变。为了减少溶解在水中的 CO_2,O_2 和杀死水中的微生物,应用新煮沸并冷却的纯化水配制溶液,并加入少量的 Na_2CO_3,以防止 $Na_2S_2O_3$ 分解。

日光能促进 $Na_2S_2O_3$ 溶液分解。因此,$Na_2S_2O_3$ 应贮存于棕色瓶中,放置暗处,经半个月后再标定。长期使用的溶液,应定期标定。

通常用 $K_2Cr_2O_7$ 作基准试剂标定 $Na_2S_2O_3$ 溶液的浓度,其标定反应如下:

$$Cr_2O_7^{2-} + 6I^- + 14H^+ = 2Cr^{3+} + 3I_2 + 7H_2O$$

$$2S_2O_3^{2-} + I_2 = S_4O_6^{2-} + 2I^-$$

四、工作步骤

1. **硫代硫酸钠(0.1 mol/L)滴定液的配制** 取硫代硫酸钠 26 g 与无水碳酸钠 0.20 g,加新煮沸冷水溶解并稀释至 1 000 ml,摇匀,暗处放置 1 个月后,过滤,备用。

2. **硫代硫酸钠(0.1 mol/L)溶液的标定** 取在 120℃ 干燥至恒重的基准重铬酸钾 0.15 g,精密称定,置于碘量瓶中,加水 50 ml 使其溶解,加碘化钾 2.0 g,轻轻振摇使其溶解,加稀硫酸 40 ml,摇匀,密塞;在暗处放置 10 min 后,加水 250 ml 稀释,用硫代硫酸钠滴定液滴定至近终点(浅黄绿色)时,加入淀粉指示剂 3 ml,继续滴定至终点(蓝色消失而显亮绿色),5 min 内不返蓝色,并将滴定结果用空白试验校正。每毫升硫代硫酸钠滴定液(0.1 mol/L)相当于 4.903 mg 的重铬酸钾。

平行测定 3 份。根据重铬酸钾的取用量和消耗硫代硫酸钠滴定液的体积,按下式计算出 $Na_2S_2O_3$ 溶液的浓度和相对偏差:

$$c_{Na_2S_2O_3} = 6 \times \frac{m_{K_2Cr_2O_7}}{V_{Na_2S_2O_3} \times M_{K_2Cr_2O_7}} \times 10^3$$

五、工作记录和数据处理

		1	2	3
工作记录				
数数据处理	重铬酸钾的质量 m			
	$Na_2S_2O_3$ 滴定液的消耗量 $V_{Na_2S_2O_3}$			
	$Na_2S_2O_3$ 滴定液的浓度 $c_{Na_2S_2O_3}$			
	$Na_2S_2O_3$ 滴定液的平均浓度			
	绝对偏差 d			
	平均偏差 $\bar{d}$			
	相对平均偏差 $R\bar{d}$			
	结论			

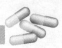

填写标签：

标准溶液		
名称：		
浓度：		标定温度：
配制依据：		
批号：		
配制者：		监配人：
配制日期：		失效期：

六、工作后思考

（1）配制 $Na_2S_2O_3$ 溶液时为什么要加入 Na_2CO_3？为什么要用新煮沸冷却的纯化水？

（2）碘量瓶中的溶液在暗处放置 10 min 后，取出滴定前为何要加大量纯化水稀释？如果稀释过早，会产生什么后果？

（3）间接碘量法中，加入过量 KI 的目的是什么？

（4）碘量法误差的来源有哪些？应如何避免？

任务八　配制和标定碘滴定液

一、工作目标

（1）学会碘滴定液的配制与标定方法。

（2）熟练使用电子天平和滴定管。

（3）学会用淀粉指示剂确定滴定终点。

二、工作前准备

1. 工作环境准备　药物检测实训室、天平室；温度 18～26℃；相对湿度不大于 75%。

2. 仪器和规格　电子天平、酸式滴定管（50 ml）、表面皿、锥形瓶（250 ml）、垂熔玻璃滤器。

3. 试剂和规格　I_2（A.R.）、As_2O_3（基准试剂）、$NaHCO_3$（A.R.）、1 mol/L NaOH 溶液、1 mol/L H_2SO_4 溶液、酚酞指示剂、淀粉指示液。

4. 注意事项

（1）在配制 I_2 溶液时，将 I_2 加入 KI 浓溶液后，必须搅拌至 I_2 完全溶解后，才能加水稀释。若过早稀释，I_2 极难完全溶解。

（2）碘有腐蚀性，应在洁净的表面皿上称取。

（3）实验操作宜在阴凉的环境下进行。温度过高不仅易造成 I_2 挥发，同时会降低淀粉指示剂的灵敏度。由于曝光和放置时间较长，碘离子会被氧气氧化，因此反应应在暗处放置 5～10 min。待反应完全后，立即滴定。

（4）由于碘液与软木塞、橡胶管或其他有机物接触，将使碘液的浓度发生变化。由此，碘滴定液应保存在具塞棕色玻璃瓶中，在阴凉处放置。在用碘液滴定时，不得使用碱式滴定管，而应使用棕色酸式滴定管。

（5）配制淀粉指示液时加热时间不宜过长，并应快速冷却，以免降低其灵敏度。由淀粉溶液能慢慢水解，制成的淀粉指示液应在 7 d 内使用。所配制的淀粉遇碘应显纯蓝色，如显红色则不宜使用。淀粉指示液应在近终点时加入，以免淀粉吸附较多的 I_2，使结果产生误差。

（6）由于 I^- 在酸性条件下被空气氧化生成 I_2，因此在滴定过程中要尽量减少与空气接触。

三、工作依据

I_2 在水中的溶解度很小，且易挥发，通常利用 I_2 可与 I^- 生成 I_3^- 配离子，将 I_2 溶解在 KI 浓溶液里，使 I_2 的溶解度提高，挥发性降低。I_2 易溶于 KI 浓溶液，在 KI 稀溶液中溶解得很慢，因此，配制 I_2 溶液时，不能过早加水稀释，应使 I_2 在 KI 浓溶液中完全溶解后，再加水稀释。

用 As_2O_3 作基准试剂质来标定 I_2 溶液的浓度，由于 As_2O_3 难溶于水，易溶于碱性溶液生成亚砷酸盐，常用 NaOH 溶液溶解 As_2O_3，反应式如下：

$$As_2O_3 + 6NaOH == 2Na_3AsO_3 + 3H_2O$$

标定常在 $NaHCO_3$ 溶液中进行，溶液的 pH 值约为 8，实际上滴定反应是：

$$I_2 + AsO_3^{3-} + 2HCO_3^- == 2I^- + AsO_4^{3-} + 2CO_2 \uparrow + H_2O$$

由以上反应可知，1 mol 的 As_2O_3 生成 2 mol Na_3AsO_3，1 mol AsO_3^{3-} 与 1 mol 的 I_2 反应。

四、工作步骤

1. 0.05 mol/L I_2 溶液的配制　称取 KI 10.8 g 于小烧杯中，加水约 15 ml，搅拌使溶解。再取 I_2 3.9 g，加入上述 KI 溶液中，搅拌至 I_2 完全溶解后，再加盐酸 1 d，转移至棕色瓶中，用纯化水稀释至 300 ml，摇匀，用垂熔玻璃滤器滤过，滤液备用。

2. 0.05 mol/L I_2 溶液的标定　取在 105℃ 干燥至恒重的基准试剂 As_2O_3 约 0.12 g，精密称定，置于锥形瓶中，加 1 mol/L NaOH 溶液 4 ml 使之溶解，加纯化水 20 ml 与酚酞指示剂 1 d，滴加 1 mol/L H_2SO_4 溶液至粉红色褪去，再加 $NaHCO_3$ 2 g、纯化水 30 ml 及淀粉指示液 2 ml，用 I_2 溶液滴定至溶液显浅蓝紫色，即为终点。

平行测定 3 次。根据消耗 I_2 溶液的体积和取用 As_2O_3 的量，计算 I_2 溶液的浓度和相对偏差，公式如下：

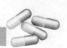

$$c_{I_2} = 2 \times \frac{m_{As_2O_3}}{V_{I_2} \times M_{As_2O_3}} \times 10^3$$

五、工作记录和数据处理

工作记录		1	2	3
	As_2O_3 的质量 m			
	I_2 滴定液的消耗量 V_{I_2}			
	I_2 滴定液的浓度 c_{I_2}			
数数据处理	I_2 滴定液的平均浓度			
	绝对偏差 d			
	平均偏差 $\bar{d}$			
	相对平均偏差 $R\bar{d}$			
结论				

填写标签:

标准溶液	
名称:	
浓度:	标定温度:
配制依据:	
批号:	
配制者:	监配人:
配制日期:	失效期:

六、工作后思考

(1) 配制 I_2 溶液时为什么要加 KI？是否可以将称得的 I_2 和 KI 一次加入 300 ml 水再搅拌？

(2) I_2 溶液为棕红色,装入滴定管中看不清楚凹液面,应如何读数？

(3) 配制 I_2 滴定液时为什么要加入 1 d 盐酸？

任务九 配制和标定高锰酸钾滴定液

一、工作目标

(1) 学会高锰酸钾滴定液的配制和保存方法。
(2) 理解用 $Na_2C_2O_4$ 标定 $KMnO_4$ 滴定液的方法及条件。
(3) 理解自身指示剂的作用原理,并能正确判断终点。

二、工作前准备

1. **工作环境准备** 药物检测实训室、天平室;温度 18～26℃;相对湿度不大于 75%。

2. **仪器和规格** 恒温水浴锅、电子天平、托盘天平、酸式滴定管(50 ml)、锥形瓶(250 ml)、垂熔玻璃滤器、试剂瓶(1 000 ml)、量筒(10 ml,50 ml,100 ml)。

3. **试剂和规格** $KMnO_4$(固体,A. R.)、$Na_2C_2O_4$(A. R.)、3 mol/L H_2SO_4 溶液、纯化水。

4. **注意事项**

(1) 市售 $KMnO_4$ 中常含有少量杂质,如 MnO_2、硫酸盐、硝酸盐、氯化物等,所以不能用直接法配制标准溶液。配制高锰酸钾液应煮沸 15 min,密塞放置 2 d 以上,用垂熔玻璃漏斗过滤,摇匀,再标定使用。

(2) 配制好的高锰酸钾滴定液,因受热或光照将发生分解,应储存在棕色玻璃瓶中,并置于冷暗处保存。分解产物 MnO_2 会加速此分解反应。水中的有机物和空气中的尘埃等还原性物质都会使高锰酸钾液的浓度改变。

(3) $KMnO_4$ 在酸性溶液中是强氧化剂。当滴定到达终点时,空气中的还原性气体和尘埃落于溶液中,也能分解高锰酸钾,使其颜色消失。因此,溶液的粉红色需经 30 s 不褪色才可认为到达滴定终点。

(4) $KMnO_4$ 为深色溶液,凹液面不易读准,应读水平面。

(5) 实训结束后,应立即用自来水冲洗滴定管,避免 MnO_2 沉淀堵塞滴定管管尖。

三、工作依据

市售 $KMnO_4$ 中常含有少量杂质,如 MnO_2、硝酸盐、硫酸盐、氯化物等,所以不能用直接法配制滴定液。另外,由于 $KMnO_4$ 的氧化能力很强,容易和水中的还原性杂质、空气中的尘埃和氨等还原性物质作用,使其浓度不稳定。$KMnO_4$ 还能自行分解:

$$4KMnO_4 + 2H_2O = 4KOH + 4MnO_2 + 3O_2$$

分解的速度随溶液 pH 的改变而改变,在中性溶液中分解较慢,但 Mn^{2+} 和 MnO_2 的存在能加速 $KMnO_4$ 分解,见光则分解得更快,可见 $KMnO_4$ 溶液不稳定,特别是配制初期的浓

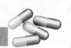

度容易发生改变。因此,一般要提前将溶液配制好,贮存于棕色瓶中,密闭保存,2~3 d后才能标定。

标定 $KMnO_4$ 的基准试剂质有很多,其中最常用的是 $Na_2C_2O_4$。因为 $Na_2C_2O_4$ 不含结晶水,性质稳定,容易精制。其标定反应如下:

$$2MnO_4^- + 5C_2O_4^{2-} + 16H^+ \Longrightarrow 2Mn^{2+} + 10CO_2 \uparrow + 8H_2O$$

此反应速度较慢,可采用增大反应物浓度和升高温度的方法来提高反应速度。为了防止温度过高使 $H_2C_2O_4$ 分解,一般将水浴加热至 65℃,用待标定的 $KMnO_4$ 滴定液滴定至溶液出现浅红色即为终点。

四、工作步骤

1. $KMnO_4$ 滴定液(0.02 mol/L)的配制　称取高锰酸钾 3.2 g,于锥形瓶中,加水 1 000 ml,煮沸 15 min,密塞,静置 2 d 以上,用垂熔玻璃滤器过滤,摇匀,备用。

2. $KMnO_4$ 滴定液(0.02 mol/L)的标定　取在 105℃干燥至恒重的基准草酸钠约 0.1 g,精密称定,加入新煮沸过的冷水 120 ml 与硫酸 5 ml。搅拌使溶解,自滴定管中迅速加入待标定的 $KMnO_4$ 溶液约 10 ml(边加边振摇,以避免产生沉淀),待褪色后,加热至 65℃,继续滴定至溶液显微红色并保持 30 s 不褪色;当滴定终点达到时,溶液温度应不低于 55℃,每毫升高锰酸钾滴定液(0.02 mol/L)相当于 6.70 mg 的草酸钠。

平行测定 3 份。根据草酸钠的取用量和消耗 $KMnO_4$ 滴定液的体积,按下式计算出 $KMnO_4$ 浓度和相对偏差:

$$c_{KMnO_4} = \frac{2}{5} \times \frac{m_{Na_2C_2O_4}}{V_{KMnO_4} \times M_{Na_2C_2O_4}} \times 10^3$$

五、工作记录和数据处理

		1	2	3
工作记录				
数据处理	草酸钠的质量 m			
	$KMnO_4$ 滴定液的消耗量 $V_{Na_2C_2O_4}$			
	$KMnO_4$ 滴定液的浓度 c_{KMnO_4}			
	$KMnO_4$ 滴定液的平均浓度			
	绝对偏差 d			
	平均偏差 $\bar{d}$			
	相对平均偏差 $R\bar{d}$			
结论				

填写标签：

标准溶液	
名称：	
浓度：	标定温度：
配制依据：	
批号：	
配制者：	监配人：
配制日期：	失效期：

六、工作后思考

（1）$KMnO_4$ 溶液能否装在碱式滴定管中？为什么？

（2）用 $Na_2C_2O_4$ 标定 $KMnO_4$ 滴定液时，溶液的酸度对反应有无影响？如果滴定前未加酸，会产生什么后果？

（3）用 $Na_2C_2O_4$ 标定 $KMnO_4$ 滴定液时，为什么要加热？是否温度越高越好？为什么？

模块五

药物制备和提取

药·用·基·础·化·学·实·训·指·导

药物制备和提取技术是药物合成中的核心技术，能提高药物生产的收率，降低药品的生产成本。本模块选取典型的、常用的普通蒸馏、水蒸气蒸馏、减压蒸馏、萃取、重结晶、有机化学物的制备和咖啡因提取等工作任务，要求学生掌握好基本技能，为从事复杂的药物制备、提取打下良好的基础。

任务一 常压蒸馏法分离工业乙醇

一、工作目标

(1) 学会常压蒸馏的操作方法。

(2) 学会利用常压蒸馏分离有机化合物。

二、工作前准备

1. 工作环境准备　药物化学实训室。

2. 仪器和规格　加热套、圆底烧瓶(或蒸馏瓶)、具塞温度计、蒸馏头、直形冷凝管、接收管、锥形瓶、量筒、长颈漏斗、沸石、乳胶管、铁架、铁夹。

3. 试剂和规格　工业乙醇。

4. 注意事项

(1) 分离的液体混合物，其各成分的沸点应有30℃以上的差别时，才能通过蒸馏达到有效的分离。

(2) 沸石必须在开始加热前加入，以防止液体产生过热现象。如事先忘记加入沸石，决不能在液体加热到近沸时补加，应停止加热，待液体冷却一段时间后再行补加。若中途停止蒸馏，需要继续蒸馏时，仍应重新加入沸石。

(3) 在蒸馏沸点高于140℃的液体时，应用空气冷凝管。

(4) 蒸馏过程中要随时留意接收瓶内的馏出液，防止接液管口插入接受瓶中，发生液封，形成封闭体系而产生危险。

(5) 乙醇是易燃易挥发液体，不可使用明火加热，应用水浴间接加热，否则易引起火灾。

三、工作依据

常压蒸馏是分离和提纯对热稳定的液态有机化合物的方法之一,其过程是先将液体加热至沸,使该液体变为蒸气,然后再将蒸气冷凝,收集在另一容器中。这样,可将易挥发的物质和不易挥发的物质分离开来,也可将沸点相差较大的液体混合物分离开来。蒸馏时沸点较低的液体先蒸出,沸点较高的随后蒸出,不挥发的留在蒸馏器内,从而达到分离和提纯的目的。

常压蒸馏装置主要由蒸发、冷凝、收集组成(图 5 - 1)。

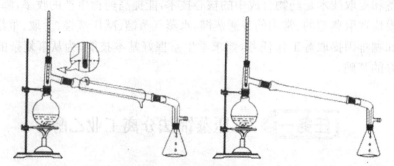

(a) 沸点在 140℃ 以下的液体使用的装置　(b) 沸点在 140℃ 以上的液体使用的装置

图 5 - 1　常压蒸馏装置

1. **蒸发部分**　所用仪器为圆底烧瓶(或蒸馏瓶),液体在瓶内受热气化。蒸气经蒸馏头支管进入直形冷凝管。蒸馏瓶内的液体不宜少于容器的 1/3,也不宜多于 2/3。蒸馏液太多,易从蒸馏头支管冲出,太少则易因蒸气存于容器内的量过多而收集减少。蒸馏头上口插有具塞温度计,其水银球上限与蒸馏头支管口下限齐平。温度计的量程选择一般较蒸馏液体的沸点高 20℃ 为宜。

2. **冷凝部分**　所用仪器为直形冷凝管或空气冷凝管,蒸气在此部分冷凝变为液体。液体的沸点在 140℃ 以下时用直形冷凝管,液体的沸点在 140℃ 以上时用空气冷凝管。蒸馏低沸点的液体时,应选择长的直形冷凝管。

3. **收集部分**　一般用锥形瓶或圆底瓶作接收器,为了防止馏出液挥发损失,在冷凝管末端连接一个接收管,将馏出液引入接收瓶中,整个系统不能封闭,必须与大气相通。

安装仪器的顺序一般是自左而右,自下而上,蒸馏瓶用铁夹垂直夹正,冷凝管与蒸馏头支管应调节在同一直线上,然后松开冷凝管铁夹,移动冷凝管,使之与蒸馏头支管相接,最后接上接收管和接收瓶,整个装置要求端正、稳固。夹在玻璃仪器上的铁夹不宜过紧。拆卸装置时次序相反,即先拆接收瓶,然后接收管,冷凝管,最后是蒸馏瓶。

四、工作步骤

(1) 安装好仪器后再加原料。加液体原料时,取下温度计,在蒸馏头上口放一个长颈漏斗,注意长颈漏斗下口处的斜面应超过蒸馏头支管,慢慢地将 150 ml 工业乙醇经漏斗倒入蒸馏瓶中。然后投入 1~2 粒沸石。在冷凝管的夹套中通水,并保持缓慢的流速。

(2)选用适当的方式加热。当液体开始沸腾时,调节浴温,使从冷凝管流出的液滴速度为 1~2 d/s。蒸馏时,温度计水银球上应始终保持有液滴存在。

(3)记录蒸馏瓶支管滴出的第 1 滴馏出液时的温度,然后每隔一定量的馏出液(如每 20 d 或 2 ml 等)或一定时间(如每分钟)记录 1 次温度,直至温度恒定 78℃,转换接收瓶收集乙醇。

(4)蒸馏末期,绝对不要把瓶内液体蒸干。当瓶中残留少量液体时即应停止蒸馏。蒸馏完毕,应先停止加热,待稍冷却后馏出物不再继续流出时,取下接收瓶保存好产物,关掉冷却水,按安装仪器的相反顺序拆除仪器。

五、工作记录

时间	操作	现象、解释

六、工作后思考

(1)蒸馏时,为什么要使温度计水银球的上限和蒸馏支管的下限处于同一水平线上?

(2)蒸馏前为什么要加入沸石? 若起初忘了加沸石,应如何补加?

(3)当加热后馏出液出来时,才发现冷凝管忘记通水,可否马上通水? 如不行,应如何处理?

(4)蒸馏过程中,如何调整加热速度,依据是什么?

任务二 水蒸气蒸馏法提纯药物

一、工作目标

(1)学会水蒸气蒸馏的装置及操作方法。

(2)学会利用水蒸气蒸馏方法提纯药物的操作技术。

二、工作前准备

1. **工作环境准备** 药物化学实训室。

2. **仪器和规格** 加热套、水蒸气发生器、三口烧瓶、磨口弯接管、直形冷凝管、接收管、锥形瓶、乳胶管、量筒、玻璃弯管、螺旋夹、铁架台、铁夹。

3. 试剂和规格　冬青油。

4. 注意事项

(1) 安装装置要正确,连接处要严密。

(2) 水蒸气蒸馏法只适用于具有挥发性的,能随水蒸气蒸馏而不被破坏,与水不发生反应,且难溶或不溶于水的成分的提取。

(3) 水蒸气蒸馏过程中,必须经常注意观察安全管中水位正常与否,有无倒吸现象。防止意外发生。

(4) 调节火焰,控制蒸馏速度 2～3 d/s,并时刻注意安全管。

(5) 停火前必须先打开螺旋夹,然后移去热源,以免发生倒吸现象。

三、工作依据

水蒸气蒸馏是分离和纯化有机化合物的重要方法之一,广泛用于从天然原料中分离出液体和固体产物,特别适用于分离那些在其沸点附近易分解的物质;适用于分离含有不挥发性杂质或大量树脂状杂质的产物;也适用于从较多固体反应混合物中分离被吸附的液体产物,其分离效果较常压蒸馏或重结晶好。使用水蒸气蒸馏法时,被分离或纯化的物质应具备一定条件:一般不溶或难溶于水;在沸腾下与水长时间共存而不起化学反应;在100℃左右时应具有一定的蒸气压,一般不小于 1 333 Pa(10 mmHg)。

水蒸气蒸馏装置(图 5 - 2)主要由水蒸气发生器 A 与三口烧瓶 D 和直形冷凝管组成。水蒸气发生器 A 通常是铁质的或铜质的,也可用圆底烧瓶代替(图 5 - 2 左),发生器内盛水占其容积的 1/2～2/3,可以从其侧面玻璃水位管 B 察看容器内的水平面。长玻璃管 C 为安全管,管下端接近器底,根据管中水柱的高低,可估计水蒸气压力的大小。三口烧瓶 D 用铁夹夹紧固定在铁架台上,三口烧瓶一口插入蒸气导管 E(管下端尽可能接近三口烧瓶底),另一口用一直角弯管 F 与冷凝管相连,以便导出馏液,冷凝管下端安装接收管接收馏出液,三口烧瓶的第三口用橡皮塞塞住,以免蒸气逃逸。发生器 A 的弯管和水蒸气导管之间用橡胶管与一个"T"形管相连,"T"形管套上短节橡皮管,用螺旋夹 G 夹紧,可以用来除去水蒸气中冷凝下来的水分。在操作中,如发生不正常现象,应立即打开夹子 G,使体系迅速与大气连通。

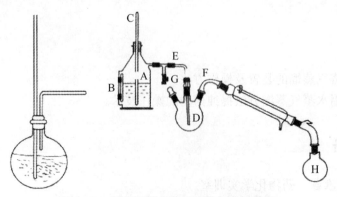

图 5 - 2　水蒸气发生器和水蒸气蒸馏装置

四、工作步骤

（1）在烧瓶中盛入 5 ml 冬青油和 5 ml 水，向水蒸气发生器内加入热水至容积的 1/2，按上图安装各部仪器。加热水蒸气发生器，打开"T"形管的螺旋夹 G，放出尚不够热的水汽。当水蒸气发生器内的水沸腾后，通入冷凝水，旋紧"T"形管的螺旋夹 G，使蒸气进入三口烧瓶 D 进行蒸馏。

（2）蒸馏过程中，如三口烧瓶 D 内的液体过多（达到瓶容积的 1/2）时，可用酒精灯小火辅助加热 D。如安全管液面上升很快，表示蒸气导管有堵塞现象，需打开"T"形管上的螺旋夹 G，使体系迅速连通大气，然后撤去热源，检查何处堵塞，待故障排除，一切正常后再继续蒸馏。

（3）当蒸馏液澄清透明，表示冬青油已蒸完，必须先打开"T"形管的螺旋夹 G，才可撤去热源，停止加热，否则圆底烧瓶内的液体有倒吸的危险。将馏出液转移到分液漏斗中，静置，等两层液体完全分层后，进行分液操作。

五、工作记录

时间	操作	现象、解释

六、工作后思考

（1）哪些有机物可以用水蒸气蒸馏法提纯？

（2）如何判断在水蒸气蒸馏中，馏出液中的有机组分在水的上层还是下层？

（3）水蒸气蒸馏法在蒸馏完毕后，操作上应注意什么问题？

任务三　减压蒸馏法提纯乙酰乙酸乙酯

一、工作目标

（1）认识减压蒸馏的原理及其应用。

（2）学会减压蒸馏仪器的安装及操作方法。

二、工作前准备

1. **工作环境准备** 药物化学实训室;温度 18~26℃;相对湿度不大于 75%。

2. **仪器和规格** 加热套、水泵、蒸馏烧瓶、克氏蒸馏头、具塞温度计、毛细管、螺旋夹、橡皮管、圆底烧瓶、接引管、直形冷凝管、安全瓶、铁架台、铁夹。

3. **试剂和规格** 乙酰乙酸乙酯(自制的)。

4. **注意事项**

(1) 装好仪器后,首先检查气密性。

(2) 仪器不能有裂缝,不能使用薄壁及不耐压的仪器。

(3) 旋开螺旋夹和打开安全瓶均不可太快,否则压力会急速上升,有冲破压力计的可能。

(3) 蒸馏结束时,要先停止加热,待蒸馏瓶及残留液冷却后,慢慢打开活塞,压力恢复后,关闭水泵。

三、工作依据

某些沸点较高的有机化合物在加热还未达到沸点时往往发生分解、聚合或氧化的现象,所以,不能用常压蒸馏分离提纯。但当蒸馏系统内的压力减小后,其沸点便降低。

当压力降低到 1.3~2.0 kPa(10~15 mmHg)时,许多有机化合物的沸点可以比其常压下的沸点降低 80~100℃。这种在较低压力下进行蒸馏的操作称为减压蒸馏。

所以,减压蒸馏对于分离或提纯沸点较高或性质较不稳定的液态有机化合物具有特别重要的意义,也是分离提纯液态有机化合物的一种常用方法。

水泵减压蒸馏装置是由蒸馏装置、减压装置及在它们之间的保护与测压装置 3 部分组成(图 5-3)的,具体如下。

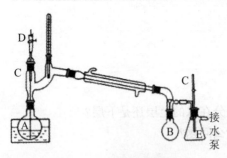

图 5-3 水泵减压蒸馏

(1) **蒸馏部分**:A 为减压蒸馏烧瓶,也称克氏蒸馏瓶,上面安装克氏蒸馏头,其一口中插入温度计(安装要求与常压蒸馏相同),另一口中插入一根毛细管 C,其长度恰好使其下端距瓶底 1~2 mm。毛细管上端连一段带螺旋夹 D 的橡皮管,用以调节进入瓶中的空气量,使极少量的空气进入液体并呈微小气泡冒出,从而产生液体沸腾的气化中心,使蒸馏平稳进行。毛细管 C 要粗细合适,否则达不到预期的效果。

接收器 B 常用圆底烧瓶或蒸馏烧瓶(切勿用平底烧瓶或锥形瓶,否则由于受力不均容易炸裂)。蒸馏时如要收集不同的馏分而又不中断蒸馏,可用两头或多头接收管。转动多头接收管,可使不同馏分收集到不同的接收器中。在减压蒸馏操作中,一定不能加入沸石,因在减压条件下,沸石不但不能起到气化中心的作用,反而会引起液泛。

应根据减压时馏出液的沸点选用合适的热浴和冷凝管。一般使用热浴的温度应比液体沸点高 20～30℃。为使加热均匀平稳,减压蒸馏中常选用水浴或油浴。

（2）减压部分:水泵抽气减压为不需要很低的压力时选用的,如果蒸馏物中含有低沸点溶剂或杂质时,应先用简单蒸馏方法去除,再用水泵减压。

（3）保护及测压部分:使用水泵减压时,必须在馏液接收器 B 与水泵之间装上安全瓶 E,安全瓶是由耐压的抽滤瓶或其他广口瓶组装而成,瓶上的两通活塞 G 供调节系统内压力及防止水压骤然下降时,水泵的水倒吸入接收器中。停止蒸馏时应先放气,再关水泵。

整个减压蒸馏系统必须保持密封不漏气。装置中与减压系统连接的橡皮管应选用耐压橡皮管,否则减压时会因抽瘪而堵塞。

四、工作步骤

1. 搭装置　按图 5－3,安装好仪器,检查蒸馏系统是否漏气。方法是旋紧毛细管上的螺旋夹 D,打开安全瓶上的活塞二通 G,然后打开水泵抽气,从压力计上观察系统所能达到的压力,若压力不下降或变动不大,应检查装置中各个塞子和橡皮管的连接是否紧密,必要时可用熔融的石蜡密封。磨口仪器可在磨口接头上涂少量真空油脂进行密封。检查完毕后,缓缓打开安全瓶的活塞 G,使系统与大气连通,压力计缓慢复原后,关闭水泵。

2. 减压蒸馏乙酰乙酸乙酯　将乙酰乙酸乙酯倒入蒸馏烧瓶中,以不超过其容积的 1/2 为宜。按上法开泵减压,小心调节安全瓶上的活塞 G 达到所需真空度(表 5－1)。调节螺旋夹 D,使液体中有连续平稳的小气泡通过。通入冷凝水,开始用水浴或油浴进行加热蒸馏,蒸馏烧瓶至少应有 2/3 浸入热浴中。待液体沸腾时,调节热源的温度,控制液体的馏出速度为 1～2 d/s。

表 5－1　乙酰乙酸乙酯沸点与压力的关系

压力(mmHg)	760	80	60	40	30	20	18	14	12
沸点(℃)	181	100	97	92	88	82	78	74	71

在整个蒸馏过程中应密切注意温度和压力的读数,并及时记录。

蒸馏完毕,应先移去热源,稍冷后,慢慢旋松螺旋夹 D,缓缓打开安全瓶上的活塞 G 解除真空,一定要等系统内外压力平衡后方可关闭减压泵。

最后以与安装相反的顺序拆除仪器。

五、工作记录

时间	操作	现象、解释

六、工作后思考

(1) 什么情况下应采用减压蒸馏？

(2) 减压系统中设安全瓶的目的是什么？

(3) 进行减压蒸馏时,为什么要先抽真空后再加热？

(4) 减压蒸馏装置安装时应注意什么问题？

(5) 当减压蒸完所要的化合物后,应如何停止减压蒸馏装置？为什么？

任务四 液-液萃取法提纯化合物

一、工作目标

(1) 学习用溶剂从液体混合物中提取物质的操作方法。

(2) 熟练使用分液漏斗及振摇方法。

二、工作前准备

1. 工作环境准备　药物化学实训室。

2. 仪器和规格　分液漏斗、锥形瓶、铁架台、铁圈。

3. 试剂和规格　乙酸乙酯(自制的)、饱和氯化钠溶液。

4. 注意事项

(1) 不可把涂有凡士林的分液漏斗放在烘箱内烘干。

(2) 上层的液体不可从分液漏斗下端放出。

(3) 按要求振摇分液漏斗。

三、工作依据

萃取是分离、提取或纯化有机化合物的常用操作之一。

萃取运用物质在两种互不相溶的溶剂间的不同溶解度,使物质从一种溶解度小的溶剂中转移到另一种溶解度大的溶剂中。常用作萃取的溶剂有乙醚、苯、三氯甲烷、石油醚、四氯化碳和乙酸乙酯等,它们的沸点较低,便于蒸馏除去。

在萃取提纯中,溶剂的选择对于萃取结果的优劣影响极大。萃取溶剂的选择是随着被萃取物质本身的性质而定的。一般来讲,难溶于水的物质用石油醚等萃取;较易溶于水的用乙醚或苯萃取;易溶于水的用乙酸乙酯或其他类似的溶剂萃取。选择溶剂,不仅要考虑到溶剂对被萃取物质的溶解度要大,对杂质的溶解度要小,而且还要考虑到溶剂的沸点不宜过高,如选择不当,溶剂回收不易,还会使产品在回收溶剂时受到破坏。

四、工作步骤

（1）取 1 个 120 ml 洁净的分液漏斗（选择的分液漏斗容积要比放入的液体体积大 1～2 倍），固定在铁圈上，如图 5-4 所示。使用前应检查它的上面玻璃塞和下面活塞是否紧密，转动是否灵活，活塞上的小孔能否对准漏斗上的孔洞，拉出活塞并用纸擦干净，薄薄地涂上一层凡士林，塞好后再把活塞旋转数圈，使凡士林均匀分布。

（2）关紧分液漏斗的活塞，将自制的 40 ml 乙酸乙酯溶液由分液漏斗上口倒入，加 20 ml 饱和氯化钠溶液，塞紧漏斗的玻璃塞，塞好后可再旋紧一下，以免漏液。用一手按住分液漏斗上的玻璃塞，另一手握住活塞部分，上下振摇 1 次（图 5-5a），使下端朝上，打开活塞放气（图 5-5b），排除因振摇而产生的气体，防止压力过大，顶开玻塞造成漏液，重复振摇、放气操作 3～4 次，直到放气时只有很少气体逸出为止。

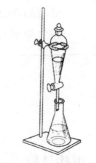

图 5-4 分液装置

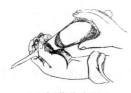

（a）振荡分液漏斗

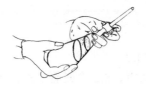

（b）分液漏斗放气

图 5-5 分液漏斗操作示意图

（3）将漏斗静置于铁圈上，其下放 100 ml 的锥形瓶，以防活塞不严漏液。待两层液体完全分层后，先打开上端玻璃塞，再徐徐开启下端活塞，放出下层液体（液体流出速度不宜太快），弃去，上层液体导入干燥的具塞的锥形瓶中，待用。

自"加 20 ml 饱和氯化钠溶液……"起，重复 2 次操作，将酯层转入干燥的锥形瓶中。

五、工作记录

时间	操作	现象、解释

六、工作后思考

（1）分液漏斗在使用之前应先做什么准备工作？怎样操作？

（2）用分液漏斗进行洗涤操作时的手法是怎样的，操作时应注意什么问题？

任务五 重结晶法精制药品

一、工作目标

（1）学习用重结晶方法提纯有机化合物。

（2）熟练操作抽滤及热过滤。

二、工作前准备

1. 工作环境准备　药物化学实训室

2. 仪器和规格　圆底烧瓶、球形冷凝管、漏斗、布氏漏斗、抽滤瓶、量筒、铁架台、铁夹、乳胶管、电炉、玻璃钉、台式天平、水泵、安全瓶。

3. 试剂和规格　水杨酸（或磺胺）、乙醇、活性炭、沸石。

4. 注意事项

（1）使用有机溶剂进行重结晶时，在固体的溶解和热过滤操作时，现场周围不能有明火，否则有发生火灾的危险。

（2）切勿在沸腾的溶液中加入活性炭，否则有引发火灾的危险。

三、工作依据

重结晶是利用溶剂对被提纯物质及杂质的溶解度不同，或在同一溶剂中不同温度时的溶解度不同，而使它们相互分离。一般适用于产品与杂质性质差别较大，产品中杂质含量小于5％的体系。若把待纯化的固体有机物溶解在某种适当的热溶剂中达到饱和，经过滤（必要时须经脱色）除去杂质后，冷却，由于溶解度降低，溶液变成过饱和而析出晶体。此结晶即纯化的物质，可通过过滤获得，过滤后所得的滤液称为母液。

重结晶提纯法的一般过程如下。

1. 溶剂的选择　在重结晶过程中，选择溶剂十分重要。理想的溶剂须具备下列各项条件：

（1）对被提纯的产品在冷时和热时的溶解度要有显著差别，即在热时易溶，冷时难溶或不溶。

（2）对被提纯的产品和杂质的溶解度要有显著差别，即所用的溶剂对杂质的溶解度很大，即使在冷时亦不使杂质以固体状态析出，这样就能使杂质留在母液中，不随晶体一同析出。或是所用的溶剂对杂质的溶解度很小，即使在热时，杂质亦不溶或难溶，这样就能使杂质在过滤热溶液时被除去。

（3）不与重结晶的物质起化学反应。

（4）沸点适中，易与结晶分离。

（5）能得到较好的晶形。

此外，也需适当地考虑溶剂的毒性、易燃性和价格等。常用的溶剂有水、乙醇、丙酮、石油醚、四氯化碳、苯和乙酸乙酯等。为了选择合适溶剂，可以查阅理化手册。

2. **固体的溶解**　一般取比需要量多20%左右的溶剂。

操作时可把样品放入圆底烧瓶中，如图5-6所示，加入比计算量略少的溶剂，加沸石几粒，加热至沸，若未全部溶解，再逐渐分次添加溶剂，每次加入溶剂后，均需加热至沸，至样品刚好完全溶解，如样品中有不溶性杂质，虽增加溶剂也不溶解，应及时作出判断，以免加入过多的溶剂。

3. **杂质的除去**

（1）趁热抽滤。使用布氏漏斗（使用前先预热）进行抽气过滤，如图5-7所示。先检查抽真空系统，再用少量同样的冷溶剂湿润滤纸，打开水泵，开始抽气，使滤纸与漏斗贴紧，把要抽滤的混合物倾在布氏漏斗上，用少量滤液将贴附在容器壁上的结晶洗出。

（2）脱色。如果溶液中存在有色杂质，影响产品的纯度，通常加入吸附剂予以除去，常用的吸附剂有活性炭。活性炭的用量大约加入相当于样品重量的1%～5%，有时还要多些，若一次脱色不彻底，可重复操作，但必须注意，活性炭除吸附杂质外，也会吸附产品，因而不可加入过多。为了避免溶液暴沸甚至冲出容器，活性炭必须在热的溶液稍冷后加入，然后煮沸5～10 min，趁热抽滤，除去活性炭。经脱色和过滤之后，应得到不含固体微粒，清澈透明的溶液。

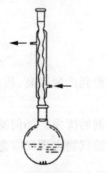

图5-6　溶解固体的装置

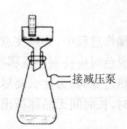

接减压泵

图5-7　减压过滤装置

4. **晶体的析出**　将热的饱和溶液静置，使其缓慢地降温，即可析出均匀而纯净的结晶，若趁热过滤时，溶液中已有结晶析出，可加热复溶后再让其缓慢地析晶，用冰水冷却，使晶体因溶解度的降低而更多地从母液中分离出来，有时晶体不易从过饱和溶液中析出，这是由于溶液中尚未形成结晶中心的缘故。用玻棒摩擦液面下的容器内壁，或投入"晶种"，就可以促进结晶的析出。

5. **晶体的收集与洗涤**　使用布氏漏斗进行抽气过滤，用玻璃塞将结晶压实，尽量除去母液。为除去结晶表面吸附的母液,可用新鲜的冷溶剂进行洗涤,每次 3~5 ml 洗涤 2~3次,即可使结晶洗涤干净。

6. 晶体的干燥 抽滤后的结晶,表面吸附有少量溶剂,可根据重结晶所用溶剂及晶体的性质选择合适的方法进行干燥。

四、工作步骤

在托盘天平上称取 10 g 粗水杨酸,放于 250 ml 圆底烧瓶中,按图 5-6 所示,加入 60 ml乙醇和几粒沸石,用电热套加热至沸腾,使水杨酸溶解。若有少量水杨酸未溶可继续加入少量乙醇。待溶液沸腾,溶质全部溶解后,移去热源。稍冷后,加入少许活性炭,继续加热微沸5~10 min。趁热抽滤,以除去不溶性杂质及活性炭。滤液倒入烧杯中(如趁热过滤时已有结晶析出,加热使其复溶)。将滤液自然冷却,即有无色片状结晶的水杨酸从溶液中析出,如有油状物析出,一经析出便剧烈搅拌混合物,使油状物分散并固化。待晶体完全析出后,抽滤并用少量乙醇洗涤结晶,尽量抽干水分后,将晶体转移至表面皿上烘干,称重,计算回收率。

五、工作记录

时间	操作	现象、解释

六、工作后思考

(1) 在重结晶操作过程中,必须注意哪几点才能得到产量又高,质量又好的产品?

(2) 加活性炭脱色时应特别注意哪些问题?

(3) 将溶液趁热过滤时,为什么要尽可能减少溶剂的挥发? 如何减少其挥发?

(4) 冷却析晶时,长时间无晶体析出怎么办? 有油状物出现又应怎么处理?

任务六 乙酸乙酯的制备

一、工作目标

(1) 理解用有机酸合成酯的方法。

（2）熟练蒸馏、洗涤、干燥等基本操作。

二、工作前准备

1. 工作环境准备　药物化学实训室；温度 18～26℃；相对湿度不大于 75％。

2. 试剂和规格　95％乙醇、浓硫酸、沸石、冰醋酸、饱和碳酸钠溶液、饱和食盐水、饱和氯化钙溶液、无水硫酸钠。

3. 仪器及规格　250 ml 三口烧瓶、60 ml 滴液漏斗、20℃温度计、蒸馏弯管、直型冷凝管、50 ml 锥形瓶、加热套。

4. 注意事项

（1）浓硫酸有强腐蚀性和氧化性，使用时要倍加小心！注意浓硫酸的加料顺序。勿接触皮肤、眼睛，一旦接触立即用大量水冲洗并就医诊治。

（2）冰醋酸有腐蚀性，勿与皮肤、眼睛接触，一旦接触立即用大量水冲洗并就医诊治。

（3）乙醇为易燃品，远离明火预防火灾。

（4）避免误服乙酸乙酯，不要接触皮肤或吸入其蒸气。其为一级易燃品，使用时不要接触明火。

（5）碱洗后的碳酸钠必须清洗干净，否则下一步用饱和氯化钙溶液洗去醇时，会产生絮状的碳酸钙沉淀，造成分离的困难。

（6）反应温度不宜过高，否则会增加副产物乙醚的含量，甚至导致有机原料提前碳化，降低产率。滴加速度太快会使醋酸和乙醇来不及作用而被蒸出。

（7）为减少酯在水中的溶解度（每 17 份水溶解 1 份乙酸乙酯），用饱和食盐水洗涤。

三、工作依据

羧酸和醇的直接酯化反应是制备酯的重要途径。该反应是酸分子中羧基上的羟基被醇分子中的烷氧基取代而生成酯。酯化反应的特点是速度慢、历程复杂、反应可逆，为了使反应向生成酯的方向进行，提高酯的产量，一般采取用少量无机酸催化（酸的作用是使羧基质子化从而提高羧基的活性），升高反应温度，增加反应物之一（酸或醇），以及移去生成物（酯和水）的方法。常用的带水剂有苯、甲苯、环己烷、二氯乙烷、三氯甲烷、四氯化碳等，它们与水的共沸点低于 100℃，又容易与水分层。

本实验所合成的乙酸乙酯反应方程式如下：

$$CH_3COOH + C_2H_5OH \underset{110 \sim 120℃}{\overset{H^+}{\rightleftharpoons}} CH_3COOC_2H_5 + H_2O$$

乙酸乙酯能与水、乙醇形成低沸点共沸物，因而容易从反应体系中蒸馏出来。

四、工作步骤

在 250 ml 三口烧瓶中，加入 12 ml 95％乙醇，在振摇下分批加入 12 ml 浓硫酸使混合均

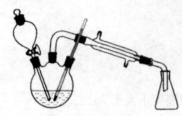

图5-8 制备乙酸乙酯的装置

匀,加入两粒沸石。三口烧瓶两侧口分别插入 60 ml 滴液漏斗及温度计,漏斗末端及温度计的水银球浸入液面以下,距瓶底 0.5～1 cm。中间一口通过蒸馏弯管与直形冷凝管连接,冷凝管末端连接 1 根接收管,用 50 ml 锥形瓶作接收瓶(图5-8)。

将 12 ml 95%乙醇及 12 ml 冰醋酸(约 12.6 g, 0.21 mol)的混合液,经由 60 ml 滴液漏斗滴入蒸馏瓶内 6～8 ml,然后将三口烧瓶在石棉网上用小火加热,使瓶中反应液温度缓慢升到 110～120℃,继续滴加滴液漏斗内剩余的混合液。开始反应后蒸馏装置尾部即有液体馏出,控制滴入速度和馏出速度大致相等,并维持反应液温度不变。滴加完毕后,继续加热数分钟,直到温度升高到 130℃时不再有液体馏出为止。

馏出液中含有乙酸乙酯及少量乙醇、乙醚、水和醋酸。在馏出液中慢慢加入饱和碳酸钠溶液(约 10 ml),边加边摇动,直至无二氧化碳气体逸出(用 pH 试纸检验,酯层应呈中性)。将混合液移入分液漏斗,充分振摇(注意活塞放气)后,静置。分去下层水溶液,酯层用 10 ml 饱和食盐水洗涤,再每次用 10 ml 饱和氯化钙溶液洗涤 2 次。弃去下层液体,酯层自分液漏斗上口倒入干燥的 50 ml 锥形瓶中,用无水硫酸镁(或无水硫酸钠)干燥。

将粗乙酸乙酯滤入干燥的 30 ml 蒸馏瓶中,加入沸石后在水浴上进行蒸馏。收集 73～78℃的馏分。称重,计算产率(产量 10.5～12.5 g,产率 57%～68%)。

纯粹乙酸乙酯的沸点为 77.06℃。

五、工作记录

时间	操作	现象、解释

六、工作后思考

(1) 酯化反应有什么特点?

(2) 本实验如何创造条件促使酯化反应尽量向生成乙酸乙酯的方向进行?

(3) 在酯化反应中,用作催化剂的硫酸量,一般只需醇重量的 3%就够了,这里为何用了 12 ml?

(4) 如果采用醋酸过量是否可以?为什么?

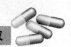

（5）用饱和氯化钙溶液洗涤能去除什么杂质？是否可用水代替？

任务七　咖啡因的提取

一、工作目标

（1）理解生物碱咖啡因的提取方法。

（2）学会使用索氏提取器。

（3）认识如何用升华法提纯药物。

二、工作前准备

1. 工作环境准备　天然药物化学实训室；温度 18～26℃；相对湿度不大于 75％。

2. 试剂、规格和用量　茶叶末 5 g、乙醇（95％）50 ml、生石灰粉 2 g。

3. 仪器及规格　索氏提取器、圆底烧瓶、沸石、蒸发皿、漏斗、球形冷凝管、加热套。

4. 注意事项

（1）滤纸筒的大小要紧贴器壁，其高度不能超过虹吸管。

（2）放茶叶包时注意别把滤纸弄破。

（3）焙炒时要用小火，升华时温度要控制在熔点以下，在升华前尽量焙炒被升华物至无水分，但不能炒糊。

三、工作依据

咖啡因具有兴奋大脑神经和利尿的作用。茶叶中含有多种生物碱，其中以咖啡碱为主，占 1％～5％。咖啡碱是杂环化合物嘌呤的衍生物，其结构式和化学名称如下：

$$H_3C-N \quad\quad CH_3$$

1,3,7-三甲基黄嘌呤

含结晶水的咖啡碱为无色针状结晶，味苦，能溶于氯仿、水、乙醇、苯等。在 100℃时失去结晶水并开始升华，120℃时升华显著，178℃时升华很快。无水咖啡因的熔点为 234.5℃。

据此可先用适当溶剂从茶叶中进行提取，再用升华法加以提纯。索氏提取器的特点是利用少量溶剂蒸发后浸泡茶叶起到大量溶剂的作用，同时避免茶叶因直接加热而导致分解等副反应。

四、工作步骤

称取 5 g 茶叶末,装入滤纸套筒中,套筒小心插入索氏提取器(图 5-9)。取 50 ml 95% 乙醇加入圆底烧瓶,加几粒沸石,安装好装置。水浴加热,连续提取 1 h 后,提取至颜色较淡,待溶液刚刚虹吸流回烧瓶时,立即停止加热。安装好蒸馏装置,水浴蒸馏,蒸出大部分乙醇,并回收乙醇。

残液倒入蒸发皿,加入 2 g 研细的生石灰粉,在玻棒不断搅拌下于烧杯蒸气浴上将溶剂蒸干。石棉网上小火将固体焙炒至干。取一合适玻璃漏斗,罩在隔以刺有许多小孔的滤纸的蒸发皿上。用小火小心加热至升华(图 5-10)。当滤纸上出现白色针状物时,暂停加热,稍冷后仔细收集滤纸正反面的咖啡因晶体。残渣经拌和后可用略大的火再次升华。

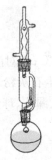

图 5-9 索氏提取器装置

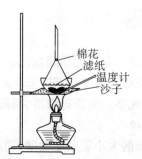

图 5-10 升华提纯装置

五、工作记录

时间	操作	现象、解释

六、工作后思考

(1) 索式提取器的优点是什么?

(2) 对与索氏提取器滤纸筒的基本要求是什么?

(3) 为什么要将固体物质(茶叶)研细成粉末?

(4) 升华前加入生石灰起什么作用? 进行升华操作时应注意什么?

药物结构中的官能团决定了药物具有某种性质,典型的化学性质可以用于药物的定性鉴别,从而鉴别药物的真伪,这在药物分析工作中是首要任务,只有证实被分析的药物是真的,才有必要接着进行检查、含量测定。

药物的物理常数属于鉴别试验的项目,主要有熔点、比旋度和吸收系数,本模块要求熟练操作药物的熔点和比旋度的测定。

药物的一般鉴别反应只能证实是某一类药物,不能证实是哪一种药物。无机物有阴、阳离子的特殊反应;有机物采用的是官能团反应。

任务一 测定药物的熔点

一、工作目标

(1) 理解测定熔点的方法及注意事项。

(2) 了解测定熔点的意义及应用。

二、工作前准备

1. 工作环境准备 药物化学实训室;温度 18~26℃;相对湿度不大于 75%。

2. 仪器和规格 提勒(Thiele)管、铁架台、铁夹、酒精灯、玻璃钉、表面皿、WRS-1B 数字熔点仪、RD-1 熔点测试仪。

3. 试剂和规格 水杨酸(药品)、维生素 C(药品)、硅油(C.P.)、未知药品。

4. 注意事项

(1) 传温液的升温速率、毛细管的内径和壁厚及其洁净与否,以及供试品装入毛细管的高度及其紧密程度均将影响测定结果。

(2) 样品必须按要求干燥,在干燥和洁净的研钵中碾碎,用自由落体法敲击毛细管,使样品填装结实,样品填装高度为 3 mm。同一批号样品高度应一致,以确保测量结果的一致性。

(3) 研磨和装填样品的过程中,动作要迅速,以防样品吸潮。若测定易升华或易潮解的物质,应将毛细管的开口端熔封。

（4）如果测定未知物熔点，应先对样品粗测一次，加热可稍快，知道大致熔点范围后，待浴温冷至熔点下 30℃ 再进行精密测定。

（5）连续进行几次测定时，也要待浴温降至熔点下 30℃ 再进行下一次测定。

（6）毛细管若是两端未封口的，先将一端管口在小火焰边缘上，使毛细管向下与灯焰呈 45°，慢慢转动，使其熔封严密，要求做到封严无小孔，但又不宜过厚，否则影响传热速度，使所测熔点偏高。

（7）测定熔融同时分解的药品时，调节升温速率为每分钟上升 2.5℃，供试品开始局部液化时（或开始产生气泡时）的温度作为初熔温度，固相消失全部液化时的温度作为全熔温度。遇到固相消失不明显时，应以供试品分解物开始膨胀上升时的温度作为全熔温度；遇到初熔、全熔难以分辨的以其发生突变时的温度作为熔点。

三、工作依据

熔点系指一种物质按照规定的方法测定由固相熔化成液相时的温度，或熔融同时分解的温度。依据熔点，可以鉴别或检查药品的纯杂程度。

根据被测物质的不同性质，在《中华人民共和国药典》（2010 年）二部附录 VI C "熔点测定法"项下列有两种不同的测定方法，分别用于测定易粉碎的固体药品、不易粉碎的固体药品或凡士林及其类似物质，并在各该品种项下明确规定应选用的方法。

如图 6-1 所示，供试品在毛细管内开始局部液化并出现明显液滴时的温度作为初熔温度，供试品初熔之前，毛细管内的供试物可能出现"发毛"、"收缩"、"软化"、"出汗"等现象，但不作初熔判断。"发毛"系指毛细管内的柱状供试物因受热而在其表面呈现毛糙；"收缩"系指柱状供试物向其中心聚集紧缩，或贴在某一边壁上；"软化"系指柱状供试物在收缩后变软，而形成软质柱状物，并向下弯塌；"出汗"系指柱状供试物收缩后在毛细管内壁出现细微液滴，但尚未出现局部液化的明显液滴和持续的熔融过程。

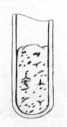
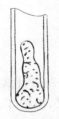
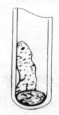
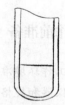

（a）样品初始状态　　　（b）出现收缩　　　（c）始熔（液滴、塌落）　　　（d）全熔（液体澄清）

图 6-1　毛细管内样品的熔化过程

供试品在毛细管内全部液化时的温度作为全熔温度。

无法分辨初熔和全熔时，可记录其产生突变（如颜色突然变深、供试品突然迅速膨胀上升）时的温度作为熔点。

从开始熔化（始熔）到完全熔化（全熔）的温度范围称为熔程，也称熔点距，一般不超过 0.5～1℃，但若含有杂质时，会使其熔程较长，熔点降低。所以，熔点是鉴定固体有机化合物的重要物理常数。根据熔点测定所得的数据，可初步推断被测物质为何种化合物，也可作为有机化合物的纯度判断标准。

四、工作步骤

测定熔点的方法有毛细管法和显微熔点测定法,毛细管法较为简便,应用也较广泛,一般是实验室中常用的方法。

(一) 使用提勒管测定熔点

1. **熔点管的准备与样品的填装** 取直径为 0.10~0.15 mm,内径为 0.9~1.1 mm,长 9 cm 以上的一端封闭的毛细管作为熔点管。取少许干燥的待测样品(约 0.1 g)置于干净的表面皿上,用玻璃钉将其充分研细,聚成一堆。将毛细管的开口端向下插入样品粉末中,装取少量粉末,然后把毛细管开口端朝上,投入到一支长约 30 cm,直立在表面皿上的玻璃管中,自由落下多次,使样品紧密、结实、无空隙地落在毛细管底部,高度约为 3 mm。

2. **仪器装置** 毛细管法最常用的装置是提勒(Thiele)管,又称"b"形管。管口装一个缺口的软木塞,温度计插入其中,刻度应面向木塞开口,其水银球位于"b"形管上下两侧管口之间 1/2 处,装好样品的毛细管借少许浴液黏附于温度计下端(或用小橡皮圈固定),使样品部分置于水银球侧面中部。"b"形管中装入加热液体(浴液),高度达上侧管口上方 1 cm 处。加热部位如图 6-2 所示,受热的溶液沿上侧管作上升运动,从而促成了整个"b"形管内浴液呈对流循环,使得温度分布较均匀。安装时应注意:用橡皮圈固定毛细管时,勿使橡皮圈触及浴液,以免浴液被污染和橡皮圈被浴液溶胀而失去作用。

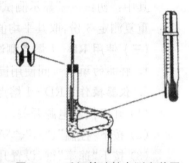

图 6-2 毛细管法熔点测定装置

3. **浴液的选择** 常用的导热液体有以下几种。

(1) 液状石蜡:适合温度在 200℃ 以下的加热。高温易燃烧,并引起变色。

(2) 浓硫酸:适合用于 250℃ 以下的加热。但高温易分解放出三氧化硫浓烟,且热的浓硫酸会引起严重灼伤。因此,加热时应特别注意,操作者应戴护目镜。

(3) 硅油:它是有机硅化合物的聚合物,加热温度可达 350℃。

(4) 其他:还可用植物油、磷酸、甘油、硅油及硫酸与硫酸钾的混合物等。

4. **熔点的测定** 将提勒管垂直夹于铁架台上,按前述方法装配完毕,开始加热。

(1) 升温速度的控制:刚开始加热时升温速度可较快,到距离熔点 15~20℃ 时,应减慢加热速度,距熔点 10℃ 时,应控制在每分钟上升 1.0~1.5℃,如升温太快,不能保证有充分时间让热量由毛细管外传到管内,使固体熔化。

(2) 始熔与全熔的判断和记录:加热过程中,注意观察毛细管内样品状态的变化,当出现液滴(塌落,有液相产生)时,即为"始熔",全部样品变成澄清液体时为"全熔"。记录"始熔"与"全熔"时温度计所示的温度,即为该药物的熔程。

(3) 重复测定 3 份,取其平均值。每次测定都必须用新的毛细管另装样品。

(二) 使用 WRS-1B 数字熔点仪测定药品的熔点

1. **样品的填装** 同使用提勒管的填装方法。

2. 仪器操作 WRS-1B 数字熔点仪如图 6-3 所示。

(1) 开启仪器电源开关,预热 10 min。

(2) 用"＋"、"－"、"←"、"→"键,设置预置温度(比测定的熔点低 10℃),按"回车"键。

(3) 用"＋"、"－"、"←"、"→"键,输入升温速率(根据药品的稳定性选择),按"回车"键。

(4) 等待当前温度稳定后,插入装有药品的毛细管,按"升温"键。

(5) 开始测试,屏幕显示:

```
升温速率:×××
预置温度:×××
当前温度:×××
初:    终:
```

其中:"初:——"显示测试样品的初熔值;"终:——"显示测试样品的终熔值。

重复测定 3 份,取其平均值。每次测定都必须用新的毛细管另装样品。

(三) 使用 RD-1 熔点测试仪测定药品的熔点

1. 样品的填装 同使用提勒管的填装方法。

2. 仪器操作 RD-1 熔点测试仪如图 6-4 所示。

(1) 开启仪器电源开关。

(2) 按下"控温"、"△"、"▽"键,设置预置温度(比测定的熔点低 10℃)。

(3) 按下"速率"键,设置升温速率(根据药品的稳定性选择)按下"启动"键。

(4) 将装有药品的毛细管放入毛细管支架上,放入传热液中。

(5) 通过放大镜,观察药品的始熔和全熔,并分别按"初熔"和"终熔"键,记录"初熔"和"终熔"的温度数据,即为药品的熔点距。

重复测定 3 份,取其平均值。每次测定都必须用新的毛细管另装样品。

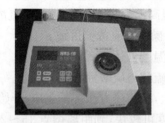 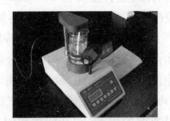

图 6-3 WRS-1B 数字熔点仪   图 6-4 RD-1 熔点测试仪

五、工作记录

时间	操作	现象、解释

六、工作后思考

（1）什么叫熔点？测定熔点的意义是什么？纯物质的熔点和不纯物质的熔点有何区别？

（2）熔点测定时加热速度太快，对结果会有什么影响？

（3）样品为何要研细？如不研细对装样有何影响？测得的数据是否可靠？

（4）要获得可靠的测定数据，样品应怎样准备？注意哪些事项？加热方式如何？有什么具体指标？

（5）何谓粗测，何谓精测，它们各有什么操作特点？

（6）何谓始熔，何谓全熔，怎样判断？

（7）测熔点时，若有下列情况将产生什么结果：①毛细管管壁太厚。②毛细管管底部未完全封闭，尚有一针孔。③毛细管不洁净。④样品未干燥或含有杂质。⑤样品研得不细或装得不紧密。⑥加热太快。

任务二 ▶ 测定药品的比旋度

一、工作目标

（1）了解旋光仪的构造，学会旋光仪的使用方法。

（2）学习测定葡萄糖的旋光度和其浓度的方法。

二、工作前准备

1. **工作环境准备** 物理常数测定室；温度 18～26℃；相对湿度不大于 75%。

2. **仪器和规格** WZZ－2B 自动旋光仪。

3. **试剂和规格** 营养药葡萄糖（药用）、维生素 E 软胶囊（药用）、皮肤刺激药樟脑（天然）、皮肤刺激药樟脑（合成）、维生素 C（药用）。

4. **注意事项**

（1）通电开机之前应取出仪器样品室内的物品，各示数开关应置于规定位置。先用交流供电使钠光灯预热启辉，启辉后光源稳定约 20 min 后再进行测定，读数时应转换至直流供电。不读数时间如果较长，可置于交流供电，以延长钠光灯的寿命。连续使用时，仪器不宜经常开关。

（2）温度对物质的旋光度有一定影响，测定时应注意环境温度，应调节温度至 20℃±0.5℃。必要时，应对供试液进行恒温处理后再进行测定（如使用带恒温循环水夹层的测定管）。

（3）测定应使用规定的溶剂。供试液如不澄清，应滤清后再用；加入测定管时，应先用供试液冲洗数次；如有气泡，应使其浮于测定管凸颈处；旋紧测试管螺帽时，用力不要过大，以免产生应力,造成误差;两端的玻璃窗应用滤纸与镜头纸擦拭干净。

(4) 测定管不可置于干燥箱中加热干燥,因为玻璃管与两端的金属螺帽的线膨胀系数不一致,加热易造成损坏,用后可晾干或用乙醇等有机溶剂处理后晾干。使用酸碱溶剂或有机溶剂后,必须立刻洗涤晾干,以免造成金属腐蚀或使螺帽内的橡胶垫圈老化、变黏。仪器不用时,样品室内可放置硅胶以保持干燥。

(5) 按规定或根据读数精度配制浓度适当的供试品溶液,通常是读数误差小于±1.0%。如供试品溶解度小,应尽量使用 2 dm 的长测定管,以提高旋光度,减小测定误差。供试液配制后应及时测定,对于已知易发生消旋或变旋的供试品,应注意严格操作与测定时间。

(6) 每次测定前应以溶剂做空白校正,测定后再校正 1 次,以确定在测定时零点有无变动;如第 2 次校正时发现零点有变动,则应重新测定旋光度。

(7) 仪器应放在干燥通风处,防止潮气浸蚀,尽可能在 20℃的工作环境中使用仪器。搬动仪器应小心轻放,避免震动。

三、工作依据

平面偏振光通过含有某些光学活性化合物的液体或溶液时,能引起旋光现象,使偏振光的平面向左或向右旋转,旋转的度数,称为旋光度。偏振光透过长 1 dm 且每 1 ml 含有旋光性物质 1 g 的溶液,在一定波长下测得的旋光度称为比旋度。以 $[\alpha]_\lambda^t$ 表示。t 测定时的温度,λ 为测定波长。通常测定温度为 20℃,使用钠光谱的 D 线(589.3 nm),表示为 $[\alpha]_D^{20}$。测定比旋度(或旋光度)可以区别或检查某些药品的纯杂程度,也可以测定其含量。

物质的旋光度与溶液的浓度、溶剂、温度、旋光管长度和所用光源的波长等都有关系,因此常用比旋光度来表示各物质的旋光性。能使平面偏振光的振动面向顺时针方向旋转的手性物质称为右旋体,用(+)表示。反之则为左旋体,用(−)表示。读取旋光度 3 次,取平均值,对于固体供试品,可按下列公式计算供试品的比旋度:

$$[\alpha]_D^{20} = \frac{100a}{lc}$$

式中:$[\alpha]$ 为比旋度;D 为钠光谱的 D 线(nm);t 为测定时的温度(℃);l 为测定管长度(dm);a 为测得的旋光度;c 为每 100 ml 溶剂中含有被测物质的重量(g/100 ml,按干燥品或无水物计)。

四、工作步骤

1. 待测样品的处理

(1) 维生素 E 软胶囊:避光操作,取本品的内容物适量(约相当于维生素 E 400 mg),比旋度按 $d-a-$生育酚不得低于 +24°(天然型)。

(2) 皮肤刺激药樟脑(天然):取本品,精密称定,加乙醇溶解并定量稀释制成每毫升中约含 0.1 g 的溶液,比旋度为 +41°~+44°。

(3) 皮肤刺激药樟脑(合成):取本品,精密称定,加乙醇溶解并定量稀释制成每毫升中

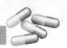

约含 0.1 g 的溶液,比旋度为 -1.5°～+1.5°。

(4) 营养药葡萄糖:取本品约 10 g,精密称定,置 100 ml 容量瓶中,加水适量与氨试液 0.2 ml,溶解后,用水稀释至刻度,摇匀,放置 10 min,在 25℃时,依法测定[《中华人民共和国药典》(2010 年)二部附录 Ⅵ E],比旋度为 +52.6°～+53.2°。

(5) 维生素 C:取本品,精密称定,加水溶解并定量稀释制成每毫升中约含 0.10 g 的溶液,比旋度为 -20.5°～+21.5°。

2. 装液 洗净样品管,左手拿住样品管将其竖立,装入蒸馏水,并使液面凸出管口,将玻璃盖沿管口边缘轻轻平推盖好,不要带入气泡,然后旋上螺丝帽盖,使之不漏水,但也不要旋得过紧,过紧会使玻璃盖产生扭力,管内也不能有空隙,否则影响测定结果。如测定管中有气泡,应先让气泡浮在凸颈处,擦干样品管的外部。

3. 测定葡萄糖的比旋度

(1) 打开旋光仪的电源开关,钠光灯在交流工作状态下起辉,经 5 min 钠光灯激活后,钠光灯才发光稳定。

(2) 打开光源开关,仪器预热 20 min(若光源开关扳下后,钠光灯熄灭,则再将光源开关向下重复扳动 1～2 次,使钠光灯在直流下点亮,为正常)。

(3) 按"测量"键,这时液晶屏应有数字显示。注意:开机后"测量"键只需按 1 次。如果误按该键,则仪器停止测量,液晶屏无显示,用户可再次按"测量"键,液晶重新显示,此时需重新校零(若液晶屏已有数字显示,则不需按"测量"键)。

(4) 将装有蒸馏水或其他空白溶剂的样品管管放入样品室,安放时应注意标记的位置和方向,盖下箱盖,待示数稳定后,按"清零"键。

(5) 取出样品管。将待测样品注入样品管,按相同的位置和方向放入样品室内,盖好箱盖,仪器将显示出该样品的旋光度,此时指示灯"1"点亮。

(6) 按"复测"键 1 次,指示灯"2"点亮,表示仪器显示第一次复测结果,再次按"复测"键,指示灯"3"点亮,表示仪器显示第二次复测结果。按"123"键,可切换显示各次测量的旋光度值,按"平均"键,显示平均值,指示灯"AV"点亮。

(7) 仪器使用完毕后,应依次关闭光源、电源开关。

其他药品同上述操作。

五、工作记录

时间	操作	现象、解释

六、工作后思考

（1）测定旋光性化合物的旋光度有何意义？

（2）旋光度与比旋光度有何不同？

任务三 **测定液态药品的折射率**

一、工作目标

（1）理解液态药品折射率测定的意义。

（2）学习液态药品折射率测定的操作方法。

二、工作前准备

1. 工作环境准备　物理常数测定室；温度18～26℃；相对湿度不大于75%。

2. 仪器和规格　纯化水、丙酮、甘油（供注射用）、大豆油（供注射用）。

3. 仪器及规格　WAY型阿贝折射仪、滤纸或吸水纸。

4. 注意事项

（1）勿使仪器置于直照的日光中，也不能在较高温度下使用，以避免液体试样迅速蒸发。

（2）用滴管将被测液体滴到磨砂棱镜上，注意不要使滴管尖直接接触镜面以防造成刻痕。关闭棱镜，调好反光镜，使光线射入。所滴液体应均匀分布在两块棱镜之间，不可太少，否则观察不清。

（3）测量时，用滴管取待测试样，由位于两棱镜右上方的加液孔，将此被测液体加入两棱镜间的缝隙间，旋紧锁钮，务使被测物体均匀覆盖于两棱镜间镜面上，不可有气泡存在，否则需重新取样进行操作。

（4）旋转棱镜使目镜中能看到半明半暗现象，让明暗界线落在目镜里交叉法线交点上。如有色散现象，可调节消色补偿器，使色散消失，得到清晰的明暗界限。

（5）折射仪不能用来测定强酸、强碱及有腐蚀性的液体，也不能测定对棱镜、保温套之间的黏合剂有溶解性的液体。

（6）使用前应先对仪器进行校正。通常用纯化水校正，测得纯化水的折射率与标准值比较，求得校正值（一般重复两次，求得平均值）。校正值一般都很小，若此值太大，整个仪器必须重新校正。

（7）必须注意保护棱镜，不能在镜面上造成刻痕，使用完毕，用乙醇或丙酮洗净镜面，晾干后再关上棱镜，妥善保管。

三、工作依据

折光率系指光线在空气中进行的速度与在供试品中进行速度的比值。根据折射定律，折光率是光线入射角的正弦与折射角的正弦的比值：

$$n = \frac{\sin i}{\sin r}$$

式中：n 为折光率；$\sin i$ 为光线的入射角的正弦；$\sin r$ 为光线的折射角的正弦。

物质的折光率因温度或入射光波长的不同而改变，透光物质的温度升高，折光率变小；入射光的波长越短，折光率越大。折光率以 n_D^t 表示，D 为钠光谱的 D 线；t 为测定时的温度。测定折光率检查某些药品的纯杂程度。

在实验室中常用阿贝折射仪来测量物质的折射率。在折射仪上所刻的读数不是临界角的度数，而是已计算好的折光率，可直接读出。仪器上有消色散棱镜装置，可直接使用白光作光源，所测得的数值与钠光的 D 线所测得结果等同。

依据《中华人民共和国药典》(2010 年)二部附录Ⅵ F"折光率测定法"，规定，若使用阿贝折射仪，采用白光光源测定供试品相对于空气的折光率，温度为 20℃±0.5℃，测定时读数至 0.000 1，重复读数 2～3 次，平均值即为供试品的折光率。

药用辅料甘油(供注射用)折光率为 1.470～1.475，营养药大豆油(供注射用)折光率为 1.472～1.476。

四、工作步骤

WAY 阿贝折射仪结构如图 6-5 所示。

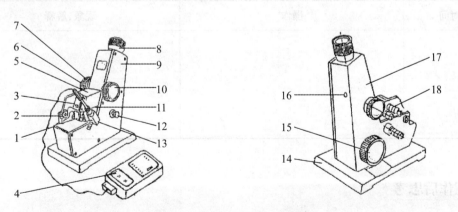

图 6-5 WAY 阿贝折射仪结构

1. 进光棱镜；2. 折射棱镜；3. 遮光板；4. 数显温度计；5. 望远镜；6. 平行棱镜；7. 分划板；8. 目镜；9. 物镜；10. 反射镜；11. 照明刻度板；12. 聚光镜；13. 温度计座；14. 底座；15. 刻度调节手轮；16. 色散调节手轮；17. 壳体；18. 色散值刻度圈

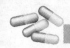
1. 调试

(1) 将阿贝折射仪置于靠窗的桌面或白炽灯前。

(2) 打开阿贝折射仪遮光板,调节反射镜的角度,在目镜中得到灰白亮度的视场。

(3) 旋开锁紧轮,打开进光棱镜座,用吸管滴1~2 d纯化水在折光镜上,合上进光棱镜,让进光棱镜吸附纯化水,然后打开进光棱镜座,用滤纸吸干水分。

(4) 用丙酮,用擦镜纸沿一个方向把镜面轻轻擦拭干净。

2. 校正 水的折光率20℃为1.333 0,25℃为1.332 5,40℃为1.330 5。

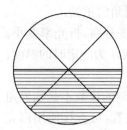

图6-6 临界角时目镜视野

将折射仪下棱镜拉开,用丙酮洗净,擦干,然后在下棱镜滴上1 d纯化水,合上棱镜锁紧,转动反射镜,使目镜视野明亮,旋转手轮,调节刻度标尺的读数与标准折光率一致,然后转动消色棱镜手轮,使虹彩色散消除。此时明暗分界线恰好移至"十"字交叉点上为止(图6-6)。

3. 测定 将供试品用干净滴管加在折射棱镜表面,并将进光棱镜盖上,用手轮锁紧,要求液层均匀,充满视场,无气泡。打开遮光板(3),合上反射镜(10),调节目镜视度,使"十"字线成象清晰,此时旋转手轮(15)并在目镜视场中找到明暗分界线的位置,再旋转手轮(16)使分界线不带任何彩色,微调手轮(15),使移动明暗分界线与"十"字线重合,再适当转运聚光镜(12),此时目镜视场下方显示的示值即为被测液体的折射率。记录数据,重复测定2~3次,取平均值。

4. 结束工作 测定结束后,清洗折射仪,合上反光板、遮光板,将仪器放回原位。记录仪器使用记录。

五、工作记录

时间	操作	现象、解释

六、工作后思考

(1) 测定药物折光率的意义何在?

(2) 某同学用阿贝折射仪测量一液体样品时,加样后转动棱镜调节旋钮,却无法在目镜中看到半明半暗图像,是何原因?

(3) 测定液体的折射率时,要在操作上注意什么问题? 有哪些因素会影响结果?

任务四　考察电解质溶液的性质

一、工作目标

(1) 认识强弱电解质电离的差别及同离子效应。

(2) 理解缓冲溶液的配制及其性质。

(3) 理解盐类的水解反应及抑制水解的方法。

(4) 认识难溶电解质的沉淀溶解平衡及溶度积原理的应用。

(5) 学习离心分离和 pH 试纸的使用等基本操作。

二、工作前准备

1. 工作环境准备　药物检测实训室;温度 18～26℃;相对湿度不大于 75%。

2. 仪器和规格　试管、试管架、试管夹、离心试管、小烧杯(100 ml、50 ml)、量筒(10 ml)、洗瓶、点滴板、玻璃棒、酒精灯(或水浴锅)、离心机(公用)。

3. 试剂和规格

(1) 酸:醋酸 HAc(0.1 mol/L, 1 mol/L, 2 mol/L)、盐酸 HCl(0.1 mol/L, 2 mol/L, 6 mol/L)。

(2) 碱:氨水 $NH_3 \cdot H_2O$(2 mol/L)、氢氧化钠 NaOH(0.1 mol/L)。

(3) 盐:硝酸银 $AgNO_3$(0.1 mol/L)、硫酸铝 $Al_2(SO_4)_3$(0.1 mol/L, 1 mol/L)。铬酸钾 K_2CrO_4(0.1 mol/L)、碘化钾 KI(0.001 mol/L, 0.1 mol/L)、氯化镁 $MgCl_2$(0.1 mol/L)、醋酸钠 NaAc(0.5 mol/L, 1 mol/L,固体)、氯化钠 NaCl(0.1 mol/L)、碳酸钠 Na_2CO_3(0.1 mol/L, 1 mol/L)、硝酸铅 $Pb(NO_3)_2$(0.001 mol/L, 0.1 mol/L)、氯化铵 NH_4Cl(饱和、固体)、磷酸钠 Na_3PO_4(0.1 mol/L)、磷酸氢钠 Na_2HPO_4(0.1 mol/L)、磷酸二氢钠 NaH_2PO_4(0.1 mol/L)、氯化锑 $SbCl_3$(固体)。

(4) 其他:锌粒、火柴、甲基橙(0.1%)、酚酞(1%)、pH 试纸。

4. 注意事项

(1) 用 pH 试纸试验溶液的性质时,方法是将一小片试纸放在干净的点滴板上,用洗净的玻璃棒蘸取待测溶液,滴在试纸上,观察其颜色的变化。注意:不要把试纸投入被测试液中测试。

(2) 取用液体试剂时,严禁将滴瓶中的滴管伸入试管内,或用试验者的滴管到试剂瓶中吸取试剂,以免污染试剂。取用试剂后,必须把滴管放回原试剂瓶中,不可置于任务台上,以免弄混及交叉污染试剂。

(3) 用试管盛液体加热时,液体量不能过多,一般以不超过试管体积的 1/3 为宜。试管夹应夹在距管口 1～2 cm 处,然后斜持试管,从液体的上部开始加热,再过渡到试管下部,并不断地晃动试管,以免由于局部过热,液体喷出或受热不均使试管炸裂。加热时,应注意试

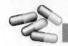
管口不能朝向别人或自己。

(4) 正确使用离心机,注意保持平衡,调整转速时不要过快。

(5) 操作时注意试剂的用量,否则观察不到现象。

(6) 使用酒精灯时应注意安全,参阅"酒精灯和煤气灯的使用"一节中有关内容。

(7) 锌粒回收至指定容器中。

三、工作依据

1. **弱电解质的电离平衡及同离子效应** 若 AB 为弱酸或弱碱,则在水溶液中存在下列平衡:

$$AB \Longleftrightarrow A^+ + B^-$$

达到平衡时,各物质浓度关系满足 $K = [A^+][B^-]/[AB]$,K 为电离平衡常数。

在此平衡体系中,如加入含有相同离子的强电解质,即增加 A^+ 或 B^- 离子的浓度,则平衡向生成 AB 分子的方向移动,使弱电解质的电离度降低,这种效应叫做同离子效应。

2. **缓冲溶液** 弱酸及其盐(如 HAc 和 NaAc)或弱碱及其盐(如 $NH_3 \cdot H_2O$ 和 NH_4Cl)的混合溶液,能在一定程度上对少量外来的强酸或强碱起缓冲作用,即当外加少量酸、碱或少量稀释时,此混合溶液的 pH 值变化不大,这种溶液叫做缓冲溶液。

3. **盐类的水解反应** 盐类的水解反应是由组成盐的离子和水电离出来的 H^+ 或 OH^- 作用,生成弱酸或弱碱的反应过程。水解反应往往使溶液显酸性或碱性。例如:

(1) 弱酸强碱所生成的盐(如 NaAc)水解使溶液显碱性。

(2) 强酸弱碱所生成的盐(如 NH_4Cl)水解使溶液显酸性。

(3) 对于弱酸弱碱所生成的盐的水解,则视生成的弱酸与弱碱的相对强弱而定。例如,NH_4Ac 溶液几乎为中性。而 $(NH_4)_2S$ 溶液呈碱性。通常水解后生成的酸或碱越弱,则盐的水解度越大。水解是吸热反应,加热能促进水解作用。通常溶液的浓度及 pH 值的变化也会影响水解。

4. **沉淀平衡、溶度积规则**

(1) 溶度积。在难溶电解质的饱和溶液中,未溶解的固体及溶解的离子间存在着多相平衡,即沉淀平衡。计算公式:

$$PbI_2(s) \Longrightarrow Pb^{2+} + 2I^-$$
$$K_{spPbI_2} = [Pb^+][I^-]^2$$

K_{sp} 表示在难溶电解质的饱和溶液中难溶电解质的离子浓度(以其系数为指数)的乘积,叫做溶度积常数,简称溶度积。

根据溶度积规则,可以判断沉淀的生成和溶解:$[Pb^+][I^-] > K_{sp}$ 有沉淀析出或溶液过饱和;$[Pb^+][I^-] = K_{sp}$ 溶液恰好饱和或称达到沉淀平衡;$[Pb^+][I^-] < K_{sp}$ 无沉淀析出或沉淀溶解。

(2) 分步沉淀。有两种或两种以上的离子都能与加入的某种试剂(沉淀剂)反应生成难溶电解质时,沉淀的先后顺序决定于所需沉淀剂离子浓度的大小。需要沉淀剂离子浓度较小的先沉淀,需要沉淀剂离子浓度较大的后沉淀。这种先后沉淀的现象叫做分步沉淀。例如,往含有 Cu^{2+} 和 Cd^{2+} 的混合液中(若 Cu^{2+},Cd^{2+} 浓度相差不太大)加入少量沉淀剂 CuS,由于 $K_{sp\,CuS} < K_{sp\,CdS}$,$Cu^{2+}$ 与 S^{2-} 的离子浓度乘积将先达到 CuS 的溶度积 $K_{sp\,CuS}$,黑色 CuS 先沉淀析出,继续加入 Na_2S,达到 $[Cd^{2+}][S^{2-}] > K_{sp\,CdS}$,黄色 CdS 才沉淀析出。

(3) 沉淀的转化。使一种难溶电解质转化为另一种难溶电解质,即把一种沉淀转化为另一种沉淀的过程,叫做沉淀的转化。一般来说,溶度积较大的难溶电解质容易转化为溶度积较小的难溶电解质。

四、工作步骤

1. 强弱电解质溶液的比较

(1) 在 2 支试管中分别加入少量 0.1 mol/L HCl 和 0.1 mol/L HAc 用 pH 试纸测定两溶液的 pH 值,并与计算值相比较。

(2) 在 2 支试管中分别加入 1 mL 0.1 mol/L HCl 或 0.1 mol/L HAc 溶液,再分别加入一小颗锌粒(可用砂纸擦去表面的氧化层),并用酒精灯(或水浴)加热试管,观察哪只试管中产生氢气的反应比较剧烈。

由实验结果比较 HCl 和 HAc 的酸性有何不同,为什么?

2. 同离子效应

(1) 取 2 支试管,各加入 1 ml 纯化水,2d 2 mol/L $NH_3 \cdot H_2O$ 溶液,再滴入 1 d 酚酞溶液,混合均匀,观察溶液显什么颜色。在一支试管中加入 1/4 小勺 NH_4Cl 固体,摇荡使之溶解,观察溶液的颜色,并与另一支试管中的溶液比较。根据以上任务指出同离子效应对电离度的影响。

(2) 取 2 支小试管,各加入 5d 0.1 mol/L $MgCl_2$ 溶液,其中 1 支试管中再加入 5 d 饱和 NH_4Cl 溶液,然后分别在 2 支试管中加入 5d 2 mol/L $NH_3 \cdot H_2O$,观察 2 支试管中发生的现象有何不同? 写出有关反应式并说明原因。

3. 缓冲溶液的配制和性质

(1) 2 支试管中各加入 3 ml 去离子水,用 pH 试纸测定其 pH 值,再分别加入 5 d 0.1 mol/L HCl 或 0.1 mol/L NaOH 溶液,测定它们的 pH 值。

(2) 在 1 个小烧杯中,加入 1 mol/L HAc 和 1 mol/L NaAc 溶液各 5 ml(用量筒尽可能准确量取),用玻璃棒搅匀,配制成 HAc – NaAc 缓冲溶液。用 pH 试纸测定该溶液的 pH 值,并与计算值比较。

(3) 取 3 支试管,各加入此缓冲溶液 3 ml,然后分别加入 5 d 0.1 mol/L HCl,0.1 mol/L NaOH 及 5 d 去离子水,再用 pH 试纸分别测定其 pH 值。与原来缓冲溶液的 pH 值比较,pH 值有何变化?

比较实验情况,并总结缓冲溶液的性质。

4. 盐类的水解和影响盐类水解的因素

(1) 盐的水解与溶液的酸碱性:

1) 在 3 支试管中分别加入少量 1 mol/L Na_2CO_3,NaCl 及 $Al_2(SO_4)_3$ 溶液,用 pH 试纸试验它们的酸碱性。写出水解的离子方程式,并解释之。

2）在 3 支试管中分别加入少量 0.1 mol/L Na_3PO_4，Na_2HPO_4 及 NaH_2PO_4 溶液，用 pH 试纸试验它们的酸碱性。酸式盐是否都呈酸性，为什么？

（2）影响盐类水解的因素：

1）温度对水解的影响：在 2 支试管中分别加入 1 ml 0.5 mol/L NaAc 溶液，并各加入 3 d 酚酞溶液。将其中一支试管用酒精灯（或水浴）加热，观察颜色的变化。冷却后颜色有何变化？为什么？

2）酸度的影响：将少量 $SbCl_2$ 固体（取火柴头大小即可）加到盛有 1 ml 纯化水的小试管中，有何现象产生？用 pH 试纸试验溶液的酸碱性。加 6 mol/L HCl 沉淀是否溶解？最后将所得溶液稀释，又有什么变化？解释上述现象，写出有关反应方程式。

3）相互水解：取 2 支试管，分别加入 3 ml 0.1 mol/L Na_2CO_3 及 2 ml 0.1 mol/L $Al_2(SO_4)_3$ 溶液，先用 pH 试纸分别测其 pH 值，然后混合。观察有何现象？写出反应的离子方程式。

5．溶度积原理的应用

（1）沉淀的生成：

1）在一支试管中加入 1 ml 0.1 mol/L $Pb(NO_3)_2$ 溶液，再逐渐加入 1 ml 0.1 mol/L KI 溶液，观察沉淀的生成和颜色。

2）在另一支试管中加入 1 ml 0.001 mol/L $Pb(NO_3)_2$ 溶液，再逐渐加入 1 ml 0.001 mol/L KI 溶液，观察有无沉淀生成？

试以溶度积原理解释以上现象。

（2）分步沉淀：在离心试管中加入 3 d 0.1 mol/L NaCl 溶液和 1 d 0.1 mol/L K_2CrO_4 溶液，稀释至 1 ml，摇匀后逐滴加入数滴（1～5 d）0.1 mol/L $AgNO_3$ 溶液（边摇边加）。当滴入 $AgNO_3$ 后，振摇使砖红色沉淀转化为白色沉淀较慢时，离心沉淀，观察生成的沉淀的颜色（注意沉淀和溶液颜色的差别）。再往清液中滴加数滴 0.1 mol/L $AgNO_3$ 溶液，会出现什么颜色的沉淀？试根据沉淀颜色的变化（并通过有关溶度积的计算），判断哪一种难溶电解质先沉淀。

（3）沉淀的溶解：在试管中加入 2 ml 0.1 mol/L $MgCl_2$ 溶液，并滴入数滴 2 mol/L $NH_3 \cdot H_2O$ 溶液，观察沉淀的生成。再向此溶液中加入少量 NH_4Cl 固体，摇荡，观察原有沉淀是否溶解，用离子平衡移动的观点解释上述现象。

（4）沉淀的转化：在离心试管中加入 0.1 mol/L $Pb(NO_3)_2$ 和 1.0 mol/L NaCl 溶液各 10 d。离心分离，弃去上层清液，向沉淀中滴加 0.1 mol/L KI 溶液并搅拌，观察沉淀的颜色变化。说明原因并写出有关反应方程式。

五、工作记录和数据处理

序号	操作	现象、解释

六、工作后思考

(1) 试解释为什么磷酸氢二钠 Na_2HPO_4,磷酸二氢钠 NaH_2PO_4 均属酸式盐,但前者的溶液呈弱碱性,后者却呈弱酸性?

(2) 同离子效应对弱电解质的电离度和难溶电解质的溶解度各有什么影响?

(3) 使用离心机应注意些什么?

(4) 沉淀的溶解和转化的条件是什么?

任务五 验证烃的化学性质

一、工作目标

(1) 验证烷烃、烯烃、炔烃和芳香烃的主要化学性质并加深对它们的理解。

(2) 熟练试管反应的基本操作。

二、工作前准备

1. **工作环境准备** 药物检测实训室;温度 18~26℃;相对湿度不大于 75%。

2. **仪器和规格** 试管、带导气管的大试管、烧杯、酒精灯。

3. **试剂和规格** 液状石蜡、3%溴的四氯化碳溶液、松节油、0.5%高锰酸钾溶液、3 mol/L 硫酸、饱和溴水、0.05%高锰酸钾溶液、乙炔、饱和硫酸铜溶液、5%硝酸银溶液、10%氢氧化钠溶液、2%氨水、2%氯化亚铜溶液、苯、甲苯、浓硫酸、浓硝酸。

三、工作步骤

1. **烷烃的性质**

(1) 与溴作用——卤代反应:取 2 支干燥小试管,分别加入液状石蜡 10 d 和 3%溴的四氯化碳溶液 5 d。摇动试管,使其混合均匀。将其中一管放入柜内暗处,另一管放在阳光下或日光灯下,经 10~20 min 后,将两管比较,记录溴的颜色是否褪去或变浅,并加以解释。

(2) 与高锰酸钾作用——氧化反应:在 1 支试管中加入液状石蜡 1 ml 和 0.5%高锰酸钾溶液 10 d,3 mol/L 硫酸 2 d,摇匀,观察高锰酸钾颜色是否褪去,记下结果并加以解释。

2. **烯烃的性质**

(1) 与溴作用——加成反应:在试管中加入松节油 10 d,然后逐滴加入 3%溴的四氯化碳溶液,边加边振摇,观察现象。

(2) 与高锰酸钾作用——氧化反应:在试管中加入松节油 10 d,10 d 0.5%高锰酸钾溶液,3 mol/L 硫酸 5 d,摇匀,观察颜色变化,并与液状石蜡加高锰酸钾溶液的反应作比较。

3. 炔烃的性质

（1）与溴作用——加成反应：将乙炔通入预先盛有 1.5 ml 3％溴的四氯化碳溶液的试管中，观察现象。

（2）与高锰酸钾作用——氧化反应：将乙炔通入预先盛有 1.5 ml 0.5％高锰酸钾溶液的试管中，观察现象。

（3）与硝酸银氨溶液的反应：取 0.3 ml 15％硝酸银溶液于一试管中，加入 1 d 10％氢氧化钠溶液，再滴入 2％氨水，边滴边摇直到生成的沉淀恰好溶解，得到澄清的硝酸银氨水溶液，通入经饱和硫酸铜溶液洗涤后的乙炔气体，观察溶液有什么变化？有什么沉淀生成？

（4）与氯化亚铜氨溶液的反应：取 0.5 ml 12％氯化亚铜溶液于一试管中，滴入 2％氨水，边滴边摇直到生成的沉淀恰好溶解，得到澄清的氯化亚铜氨水溶液，通入上述乙炔气体，观察有没有沉淀生成？沉淀的颜色如何？

4. 芳香烃的性质

（1）苯的硝化反应：取干燥大试管 1 支，加入 1 ml 浓硫酸，慢慢滴入 1 ml 浓硝酸，边加边振摇，边用冷水冷却，然后取 1 ml 苯，慢慢滴入此混合酸中，每加 2～3 d 即加以振荡，如果因放热太多温度升高（烫手）时，用冷水冷却试管，待苯全部加完后，再继续振荡 5 min，然后把试管内容物倒入盛有 20 ml 水的小烧杯中，观察现象，并小心嗅其气味。

（2）甲苯的磺化：在一干燥的大试管中加入甲苯 10 d，然后小心滴入浓硫酸 1 ml，这时，管内液体分成两层，小心摇匀后，将试管放入水浴中加热到 75℃左右（不能超过 80℃），并不时取出，摇匀试管内的溶液，待反应液不分层则表示反应完成。取出试管，用水冷却，将管内的反应液倒入一盛有 15 ml 水的小烧杯中，观察生成物能否溶于水（如反应不完全，剩余的甲苯不溶于水）。

（3）芳香烃氧化作用的比较：在 2 支试管中分别加入苯、甲苯各 10 d，再分别加入 0.5％的高锰酸钾 10 d 和 3 mol/L 硫酸 10 d，振摇使它们充分混合，必要时在 60～70℃水浴上加热 10～15 min，观察并比较苯、甲苯与氧化剂作用的现象。

知识链接

（1）卤代反应光线不够强时，可放置更长时间。

（2）乙炔的制备方法：取一带导管的干燥试管，试管配上带有滴管的塞子。在滴管内装入饱和食盐水适量。在试管内放入 2～3 g 碳化钙，盖紧塞子，再慢慢滴入少许饱和食盐水，则其中的水与管中碳化钙作用，生成的乙炔即由导管引出，若停止滴饱和食盐水，则反应会逐渐停止（水与碳化钙作用生成乙炔很剧烈，改用饱和食盐水，可有效地减缓反应，平稳而均匀地产生乙炔气流）。

（3）碳化钙中常含有硫化钙、磷化钙等杂质，它们与水作用，产生硫化氢、磷化氢等气体夹杂在乙炔中，使乙炔具有恶臭。反应式如下：

$$CaS + 2H_2O \longrightarrow Ca(OH)_2 + H_2S\uparrow$$

$$Ca_3P_2 + 6H_2O \longrightarrow 3Ca(OH)_2 + 2PH_3\uparrow$$

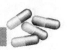

　　产生的硫化氢能与硝酸银作用生成黑色的硫化银沉淀,它又能和氯化亚铜作用生成硫化亚铜,往往影响乙炔银和乙炔亚铜的实验结果,故需用饱和硫酸铜把这些杂质氧化除去。

　　(4)乙炔银和乙炔亚铜在干燥状态下均有爆炸性,故实验完毕后,其沉淀不得倾入废液缸中,而应滤取沉淀,加入2 ml稀硝酸,微热使之分解后,才能倒入指定回收缸中。未经处理不得乱放或倒入废物缸中,否则,会发生危险。乙炔银或乙炔亚铜分解反应式为:

$$AgC \equiv CAg + 2HNO_3 \longrightarrow 2AgNO_3 + HC \equiv CH$$
$$CuC \equiv CCu + 2HCl \longrightarrow 2Cu_2Cl_2 + HC \equiv CH$$

　　(5)硝化时若温度超过60℃,硝酸将分解,部分苯会挥发逸去。

　　(6)硝基苯为淡黄色油状液体,具有杏仁气味,硝基苯有毒,不可久嗅。实验完毕应把硝基苯倒入指定的回收瓶中。

四、注意事项

　　(1)浓硫酸和浓硝酸具有很强的腐蚀性,使用时须小心。如溅在皮肤上,应立即用大量水冲洗。

　　(2)乙炔为爆炸性气体,制备时应在通风橱中进行。

　　(3)硝酸银氨溶液贮存日久会析出爆炸性黑色沉淀物,应当现用现配。

　　(4)溴是具有强烈腐蚀性和刺激性的物质,取用时要注意安全,如不慎触及皮肤,应立即用水冲洗,再用甘油按摩后涂上油膏。最好戴上橡皮手套在通风橱内进行。

　　(5)苯及硝基苯均是有毒的致癌物质,处理时要小心。若触及皮肤,立即用少量乙醇擦洗,再用肥皂洗涤。

五、工作记录

操作	现象	解释

六、工作后思考

(1) 烷烃的卤代反应为什么不用溴水,而用溴的四氯化碳溶液?

(2) 在适当的条件下,烷烃和烯烃都可与溴反应,它们的作用性质是否一样,有何区别?

(3) 有 A,B,C 3 个瓶子,分别装有液状石蜡、环己烯和苯乙炔,如何用化学方法鉴定每个瓶中装的是什么物质?

(4) 芳环上和芳烃侧链上均可发生卤代反应,它们的反应机理是否一样?

任务六 验证醇、酚、醚的化学性质

一、工作目标

(1) 加深对醇和酚类主要化学性质的认识。

(2) 学会乙醚纯度的检查方法。

二、工作前准备

1. **工作环境准备** 药物检测实训室;温度 18～26℃;相对湿度不大于 75%。

2. **仪器和规格** 试管、酒精灯、烧杯(100 ml)、蒸发皿。

3. **试剂和规格** 金属钠、无水乙醇、95%乙醇、正丁醇、仲丁醇、叔丁醇、卢卡氏试剂、5%高锰酸钾溶液、3 mol/L 硫酸、甘油、5%硫酸铜、10%氢氧化钠,液态苯酚、2%苯酚水溶液、2%间二苯酚、2%邻二苯酚、2% 1,2,3-苯三酚、1%三氯化铁溶液、饱和溴水、红色石蕊试纸、1%碘化钾溶液、纯乙醚、不纯乙醚。

三、工作步骤

1. **醇的性质**

(1) 与金属钠反应:在 1 支干燥的试管中加入 1 ml 无水乙醇,小心投入新切的绿豆大的金属钠 1 小粒,观察现象,有什么气体放出?怎样检验?待金属钠全部作用完后,将反应液倒在蒸发皿上,在水浴上加热使多余乙醇挥发,有无固体析出?是什么化合物?将固体用 0.5 ml 水溶解,用红色石蕊试纸检验,结果如何?

(2) 氧化反应:在小试管中加入 5%高锰酸钾溶液 1 ml,3 mol/L 硫酸 2 d,摇匀后,加样品 5 d,比较不同类型的醇所产生的现象。样品有正丁醇、仲丁醇、叔丁醇、蒸馏水(作对照用)。

(3) 与卢卡氏试剂反应:在干燥小试管中加入样品 2 d,卢卡氏试剂 2 d,振荡后静置,观察其变化,记下溶液变浑浊或出现两液分层的时间(注意记录最初 5 min 和 1 h 后的现象)。

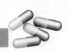

样品有正丁醇、仲丁醇、叔丁醇。

(4) 与氢氧化铜的作用:在 2 支小试管中分别加入 5% 硫酸铜溶液 10 d,再加 10% 氢氧化钠适量(约 5 d)至氢氧化铜完全沉淀出来,然后加样品 3 d,边加边摇,观察现象。样品有乙醇、甘油。

2. 酚类的性质

(1) 苯酚的酸性:向 1 支小试管中加入液状苯酚 2 d 及蒸馏水 5 d,振摇后得乳浊液,说明苯酚难溶于水。往乳浊液中滴入 10% 氢氧化钠溶液 1~2 d,则溶液澄清,然后在此清液中加入 3 mol/L 硫酸溶液至呈酸性,观察有何变化。

(2) 与三氯化铁的显色反应:在小试管中加入样品 10 d,再加入 1% 三氯化铁溶液 1~2 d,即有颜色反应,观察各种酚所表现的不同颜色。样品有 2% 苯酚、2% 间二苯酚、2% 邻二苯酚、2% 1,2,3-苯三酚、乙醇。

(3) 与溴水反应:取 2% 苯酚溶液 1 ml,缓缓滴加饱和溴水,观察有何现象。

(4) 与高锰酸钾作用:在试管中加入 1 ml 2% 苯酚溶液,滴入 0.5% 高锰酸钾溶液 2~3 d,振摇后,观察结果。

3. 乙醚纯度检查　取试管 2 支,各加入 3 mol/L 硫酸 2 d,1% 碘化钾溶液 20 d,然后在其中一管加入纯乙醚 20 d,另一管加入不纯乙醚 20 d,用力振摇,有过氧化物存在的乙醚层很快变黄或棕黄色,表示有碘(I_2)游离出来。

知识链接

(1) 在与金属钠的反应中,若反应停止后溶液中仍有残余的钠,应该先用镊子将钠取出放在乙醇中破坏,然后加水。否则,金属钠遇水,反应剧烈,不但影响实验结果,而且不安全。

(2) 卢卡氏试剂反应只适用于鉴别低级的(含 C_3~C_6)伯、仲、叔醇,不适于鉴别 C_6 以上的醇。因含 C_3~C_6 的各类醇均溶于卢卡氏试剂,反应后能生成不溶于试剂的氯代烷,使反应液呈浑浊状,放置后有分层出现。而 C_6 以上的醇类不溶于试剂,反应前后现象变化不明显,观察不出反应是否发生。而含 C_1~C_2 的醇,因生成的卤代烷易挥发,现象也不明显,用此法也不适合。

四、注意事项

(1) 金属钠的性质极为活泼,遇水反应生成氢气并自燃;对皮肤有腐蚀性,使用时不得用手触摸,用后的碎屑应放回原瓶,以免发生危险。

(2) 苯酚有腐蚀性,液体酚能灼伤皮肤。如不慎沾到皮肤上,应先用水洗净,再用酒精擦洗,直至沾到的部位不呈白色,最后涂上甘油。

(3) 乙醚易挥发,易燃,忌用明火,注意通风。

五、工作记录

操作	现象	解释

六、工作后思考

(1) 做乙醇与钠反应的实验时,为什么要用无水乙醇,而做醇的氧化实验时,则可用95%的乙醇?

(2) 为什么卢卡氏试剂能够鉴别伯醇、仲醇和叔醇?

(3) 醇和酚结构中都含有羟基,但为什么表现出来的酸性不同?

(4) 如何正确取用金属钠?

(5) 使用乙醚时应注意什么?

任务七 验证醛和酮的化学性质

一、工作目标

(1) 认识醛、酮的化学性质。

(2) 学会区别醛、酮的化学方法。

二、工作前准备

1. **工作环境准备** 药物检测实训室;温度 18~26℃;相对湿度不大于 75%。

2. **仪器和规格** 试管、水浴锅、酒精灯。

3. **试剂和规格** 2,4-二硝基苯肼、40%甲醛溶液、乙醛、苯甲醛、苯乙酮、5%硝酸银溶液、稀氨水、10%氢氧化钠溶液、饱和亚硫酸氢钠溶液、碘溶液、斐林试剂、希夫试剂、丙酮、异丙酮、浓硫酸、6 mol/L 盐酸、10%碳酸钠溶液、5%氢氧化钠溶液。

三、工作步骤

1. 醛、酮的鉴别反应

(1) 与羰基试剂的加成——2,4-二硝基苯腙的生成:在小试管中加入2,4-二硝基苯肼1 ml,再加样品1滴,注意观察沉淀的生成及其颜色。样品有乙醛、丙酮、苯甲醛、苯乙酮。

(2) 与亚硫酸氢钠的加成:在干燥试管中,加样品10 d,加饱和亚硫酸氢钠溶液1 d,振摇,观察现象。生成的结晶加入6 mol/L盐酸5 d,振摇,观察结果。样品有丙酮、苯甲醛、苯乙酮。

(3) 碘仿反应:在小试管中加入样品5 d,然后加入碘溶液1 d,再滴加5%氢氧化钠溶液,至碘的颜色刚褪去为止,观察现象。如无沉淀产生,则在60℃水浴中加热数分钟,放冷后观察现象,比较所得结果。样品有甲醛、乙醛、丙酮、异丙醇。

2. 醛的鉴别反应

(1) 银镜反应(Tollens反应):在洁净试管中加入5%硝酸银10 d和5%氢氧化钠1 d,在振摇下一滴滴地加入稀氨水,至所有的氧化银沉淀刚好溶解为止,得澄清的银氨溶液(即托伦试剂),然后加样品1 d,不要振摇试管,在50~60℃的温水中加热观察是否有银镜生成,若无银镜生成,再加1 d稀氨水。样品有乙醛、丙酮、苯甲醛。

(2) 与斐林试剂(Fehling)作用:在试管中加入10 d斐林试剂甲液(由69.28 g五水合硫酸铜溶于1 L蒸馏水中得到)和10 d斐林试剂乙液(由346 g四水合酒石酸钾钠和120 g氢氧化钠溶于1 L蒸馏水中得到),混合均匀即成深蓝色的斐林试剂,分别加入5 d样品,在沸水浴中加热,观察现象。样品有甲醛、乙醛、苯甲醛、苯乙酮。

(3) 与品红-亚硫酸(希夫)试剂作用:取希夫试剂10 d,加样品1 d,观察颜色变化,然后逐滴加入浓硫酸数滴,观察颜色是否褪去。样品有甲醛、乙醛、苯甲醛、丙酮。

知识链接

(1) 碘仿反应时加碱量勿过多,加热时间勿过长,否则会使生成的碘仿再消失,造成错误之判断。

(2) 配制银氨溶液时,应防止加入过量的氨水,否则有可能会生成叠氮化银、亚氨基银、氮化银等,易爆受热后会有爆炸的可能,而且试剂本身的灵敏性也降低。

(3) 甲醛与斐林试剂反应有铜镜出现,因氧化产物甲酸可使Cu_2O继续还原成金属铜。酮无此反应,但试剂本身经长时间加热也会生成少量氧化亚铜沉淀。

(4) 希夫试剂不宜见光,受热或呈碱性会变回原有的桃红色,给实验造成干扰。

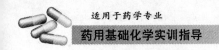
四、注意事项

(1) 样品与亚硫酸氢钠加成时，若无亚硫酸氢钠加成物析出，可将试管浸于冰水中5 min，再振摇，即有无色结晶析出。

(2) 银镜反应的成败关键在于所用的仪器是否洁净。银氨溶液必须现配现用，不可久置。实验完毕，试管内的银氨溶液要及时处理，先加入少量盐酸，倒去混合液后，再用少量稀硝酸洗去银镜，并用水洗净，防止生成易爆物质，造成危险。

(3) 丙酮和不饱和化合物能与亚硫酸作用，使试剂恢复原有的桃红色，不应作为正反应。

(4) 氨水有强烈的刺激性气味，取用时应在通风橱中进行。

五、工作记录

操作	现象	解释

六、工作后思考

(1) 如何证明醛比酮更易起氧化作用？

(2) 用什么方法可鉴别下列物质：2 -戊酮、2 -戊醇、戊醛、3 -戊酮。

(3) 托伦试剂、斐林试剂的反应为什么不能在酸性条件下进行？

(4) 做托伦试剂反应时，安全方面应注意哪些问题？

任务八 ▸ 验证羧酸的化学性质

一、工作目标

(1) 加深对羧酸主要化学性质的认识。

(2) 学会使用乙二酸的脱羧反应装置。

二、工作前准备

1. 工作环境准备　药物检测实训室；温度 18～26℃；相对湿度不大于 75％。

2. **仪器和规格**　带导气管的大试管、酒精灯、试管、水浴锅、表面皿。

3. **试剂和规格**　5％甲酸、5％乙酸、5％草酸、苯甲酸、10％氢氧化钠、草酸、饱和石灰水、冰醋酸、无水乙醇、浓硫酸、10％碳酸钠、0.5％高锰酸钾、3 mol/L 硫酸、浓盐酸、甲酸、10％草酸、pH 试纸。

三、工作步骤

1. **羧酸的酸性试验**　分别用干净的细玻棒蘸取 5％甲酸、5％乙酸和 5％草酸于放置在洁净表面皿上的 pH 试纸上，观察并记录它们的 pH 值。

2. **羧酸的成盐反应**　取 1 支试管并加入绿豆大小的苯甲酸，然后加入 2 ml 蒸馏水，加以振摇，观察苯甲酸能否溶解，再逐滴加入 10％氢氧化钠溶液，边加边摇动直至苯甲酸全部溶解为止，此时可得一澄清溶液。在此澄清溶液中边摇边滴加浓盐酸，不久又看到有固体重新析出，为什么？

3. **某些羧酸的还原性**　在试管中加入 0.5％高锰酸钾溶液 10 d 和 3 mol/L 硫酸 5 d，然后加入样品 2 d，注意颜色变化，如不立即发生反应，置水浴中加热，观察现象。样品有甲酸、醋酸、10％草酸、蒸馏水（作对照用）。

4. **酯化反应**　取 10 d 冰醋酸于试管中，加 1 ml 无水乙醇，再加浓硫酸 5 d，振摇，并将其放在 60～70℃的水浴中加热 2～3 min，注意勿使试管内的液体沸腾，冷却，以 10％碳酸钠中和剩余的酸，观察现象并嗅其气味。

5. **脱羧作用**　在一干燥的大试管中加入草酸 1 g（约半角匙量），用带有导气管的塞子把试管塞紧，将此试管夹在铁架台上，管口稍向下方倾斜（图 6-7），把导气管的一端插入另一盛有一半容积饱和石灰水的试管（或烧杯）中，用酒精灯在试管外对草酸进行加热，至发生连续气泡使石灰水中有白色沉淀析出为止。

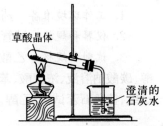

图 6-7　草酸受热分解装置

四、注意事项

(1) 浓硫酸和冰醋酸具有很强的腐蚀性，使用时须小心。

(2) 浓盐酸中含有强烈的刺激性气体，取用时应在通风橱中进行。

(3) 脱羧反应完毕，应先移去盛有石灰水的试管（或烧杯），再移去火源，这样能防止石灰水倒吸进入灼热的盛草酸的试管中，使试管炸裂。

五、工作记录

操作	现象	解释

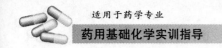

六、工作后思考

(1) 试从结构上分析甲酸、草酸为什么具有还原性?

(2) 草酸的脱羧反应装置安装时,为什么试管要向管口方向倾斜?

(3) 酯化反应为什么要控制水浴温度为 60～70℃?

任务九 验证羧酸衍生物和取代羧酸的化学性质

一、工作目标

(1) 加深对羧酸衍生物和取代羧酸化学性质的认识。

(2) 理解酮式-烯醇式互变异构现象。

二、工作前准备

1. **工作环境准备** 药物检测实训室;温度 18～26℃;相对湿度不大于 75％。

2. **仪器和规格** 试管、酒精灯、水浴锅。

3. **试剂和规格** 乙酸酐、乙酸乙酯、3 mol/L 硫酸、乙酰胺、6 mol/L 氢氧化钠、无水乙醇、碳酸钠溶液、浓硫酸、苯胺、0.1％水杨酸、0.1％三氯化铁、乙酰乙酸乙酯、溴水、红色石蕊试纸、蓝色石蕊试纸、乙醇。

三、工作步骤

1. **羧酸衍生物的水解反应**

(1) 酸酐的水解:在盛有 1 ml 蒸馏水试管中,加入 3 d 乙酸酐,乙酸酐不溶于水,呈珠粒状沉于管底,把试管略微加热,乙酸酐与水作用可以嗅到醋酸的气味。

(2) 酯的水解:在试管中加入 1 ml 乙酸乙酯和 1 ml 蒸馏水,然后加入 1 ml 3 mol/L 硫酸,把试管放入 70～80℃的水浴中,一边摇动一边观察现象。

(3) 酰胺的水解:

1) 碱性水解:在试管里加入 0.5 g 乙酰胺和 1.5 ml 6 mol/L 氢氧化钠,小火煮沸,嗅一嗅有没有氨的气味。将湿润的红色石蕊试纸放在试管口,观察现象。

2) 酸性水解:在试管中加入 0.5 g 乙酰胺和 1.5 ml 3 mol/L 硫酸,小火煮沸,嗅一嗅有没有醋酸的气味。将湿润的蓝色石蕊试纸放在试管口,观察现象。

2. **羧酸衍生物的醇解反应** 在试管中加入 2 ml 无水乙醇和 1 ml 乙酸酐,混合后加 1 d 浓硫酸,振摇。反应混合物逐渐发热,甚至沸腾,然后冷却,慢慢地加入饱和碳酸钠溶液,同时轻轻振荡,静置,试管中液体是否分为两层并能嗅到乙酸乙酯的香味。

3. 羧酸衍生物的氨解反应 取 1 d 苯胺于表面皿上,加 2 d 乙酸酐,观察现象,用玻棒搅拌,现象如何? 略加少许水,结果如何?

4. 酚酸与三氯化铁的颜色反应 在 1 支小试管中,加入 0.1% 水杨酸溶液 10 滴,再滴加 1% 三氯化铁溶液 2~3 d,观察有什么现象。

5. 烯醇式-酮式互变异构现象 在试管中加入乙酰乙酸乙酯 2 d,乙醇 2 ml,混合后加 1% 三氯化铁 1~2 d,反应液显色,然后再加溴水(不应振荡)至反应褪色。但放置一会,溶液又显色,这些现象说明什么问题?

四、注意事项

(1) 浓盐酸有强烈的刺激性气体,取用时应小心。

(2) 乙酸酐具有很强的腐蚀性,使用时须小心。如溅在皮肤上,应立即用大量水冲洗。

五、工作记录

操作	现象	解释

六、工作后思考

(1) 根据上述反应,说明羧酸衍生物的水解、醇解和氨解能力的大小。

(2) 试从水杨酸的结构说明其为什么能与三氯化铁显颜色反应。

(3) 什么叫互变异构现象? 如何说明乙酰乙酸乙酯产生的互变异构现象?

(4) 乙酸酐的醇解反应要注意什么? 为什么要加入饱和碳酸钠溶液?

任务十 验证糖类的化学性质

一、工作目标

(1) 加深对糖类化学性质的认识。

(2) 学会糖类的一些鉴别方法。

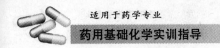
二、工作前准备

1. **工作环境准备** 药物检测实训室；温度 18～26℃；相对湿度不大于 75%。

2. **仪器和规格** 试管、酒精灯、水浴锅。

3. **试剂和规格** 5% 葡萄糖、5% 果糖、5% 蔗糖、5% 乳糖、5% 麦芽糖、2% 淀粉、5% 硝酸银、5% 氢氧化钠、稀氨水、班乃德试剂、苯肼试剂、10% 硫酸、碘试液、浓硫酸、莫利许试剂、西里瓦诺夫试剂。

三、工作步骤

1. **糖的还原性**

(1) 与托伦试剂反应：在洁净试管中加入 5% 硝酸银 10 d 和 5% 氢氧化钠 1 d，振摇下滴加稀氨水，至所有的氢氧化银沉淀刚好溶解为止，得澄清的银氨溶液（即托伦试剂），然后加入样品 2～3 d，将试管放到 60℃的水浴中温热，注意有无银镜生成。样品有 5% 葡萄糖、5% 果糖、5% 蔗糖、5% 乳糖和 2% 淀粉溶液。

(2) 与班氏试剂反应：在试管中加入班氏试剂 10 d，样品 5 d，置试管于沸水浴中加热 3 min，取出放冷后观察现象。样品有 5% 葡萄糖、5% 果糖、5% 蔗糖、5% 乳糖和 2% 淀粉溶液。

2. **糖脎的生成** 加样品 1 ml 于试管中，再加入苯肼试剂 0.5 ml，用少量棉花塞住管口后，将此试管在沸水浴中加热 20 min，不时加以振荡，冷却后，生成的结晶就是糖脎。在显微镜下观察晶形，并记下结晶形状。样品有 5% 葡萄糖、5% 果糖、5% 乳糖、5% 麦芽糖。

3. **双糖和多糖的水解**

(1) 蔗糖的水解：在一试管中加入 5% 蔗糖 20 d，10% 硫酸 3 d，置此试管于沸水浴中加热 5～10 min，放冷后加 5% 氢氧化钠至呈弱碱性（用红色石蕊试纸试）。然后加入班氏试剂 10 d，并放在沸水浴中加热 3～4 min，观察结果。

(2) 淀粉的水解：取 2% 淀粉溶液 2 ml，放在一大试管中，加 10% 硫酸 6 d，在水浴锅中煮沸 10～15 min。加热时每隔 1～2 min 取出 1 d 热的反应液体滴在白瓷板上，加入碘试液 1 d，记录颜色变化。待反应液对碘不再显色，取出试管，将其冷却。反应液用碳酸钠溶液中和，取出 1 ml 放于小试管中，加班氏试剂 5 d，然后将试管放在水浴锅中煮沸 4～5 min，观察结果。

4. **淀粉的特性** 于一小试管中，加 2% 淀粉溶液 6 d，然后加碘试液 1 d，观察有何颜色产生，将溶液加热，有何现象，放冷后，又有什么变化？

5. **糖的颜色反应**

(1) 莫立许试验：在试管中加入样品 1 ml，然后加莫立许试剂 2 d，混匀后，将试管倾斜，沿管壁缓缓注入浓硫酸约 1 ml，硫酸应与糖溶液清楚地分成两层，将试管静放，观察两液面间的紫色环出现。数分钟内如无颜色变化，可在水浴温热后再行观察。样品有 5% 葡萄糖、5% 蔗糖、5% 果糖、2% 淀粉。

(2) 塞利凡诺夫试验：在试管中加塞利凡诺夫试剂 1 ml，再加样品 5 d，摇匀后于水浴中加热 2 min。观察结果。样品有 5% 葡萄糖、5% 蔗糖、5% 果糖、蒸馏水（作对照用）。

四、注意事项

（1）苯肼毒性大，用棉花塞住管口以减少苯肼蒸气逸出的机会，如不慎触及皮肤应先用稀醋酸洗，再用水洗。

（2）进行成脎反应时，试管应放入热水浴中加热，切不可直接加热。

（3）实验所用的蔗糖必须非常纯净，如含有还原糖，会干扰反应现象。

（4）进行塞利凡诺夫试验时，加热煮沸时间不可太长，否则蔗糖会被水解而呈阳性反应。

五、工作记录

操作	现象	解释

六、工作后思考

（1）何谓还原糖？哪些糖有还原性？它们在结构上有何特征？

（2）为什么可以利用糖脎反应来鉴别还原糖和非还原糖？

（3）成脎反应在操作上应注意什么？哪些糖类可形成同样的糖脎？为什么？

任务十一　验证胺和尿素的化学性质

一、工作目标

（1）加深对胺主要化学性质的认识。

（2）加深对尿素的主要化学性质和缩二脲反应的认识。

二、工作前准备

1. **工作环境准备**　药物检测实训室；温度 18～26℃；相对湿度不大于 75%。

2. **仪器和规格**　试管、酒精灯、水浴锅。

3. **试剂和规格**　甲胺、苯胺、pH 试纸、6 mol/L 盐酸、10%氢氧化钠、浓盐酸、10%亚硝

酸钠溶液、N-甲基苯胺、N,N-二甲基苯胺、β-萘酚碱溶液、溴水、1%重铬酸钾溶液、20%尿素溶液、尿素、1%硫酸铜。

三、工作步骤

1. 碱性

(1) 不同胺的碱性：取试管2支,分别加入甲胺和苯胺各2d,加蒸馏水1ml,将两种胺的水溶液(苯胺未完全溶解而成乳状),振摇后用玻棒蘸取甲胺和苯胺的水溶液,分别用pH试纸试之,比较它们的碱性强弱。

(2) 成盐反应：在上面的苯胺水溶液中,滴加6 mol/L盐酸,则可得一澄清溶液,为什么?在这溶液中再滴加10%氢氧化钠,振摇,又有什么现象?为什么?

2. 与亚硝酸反应

(1) 伯胺与亚硝酸反应：在一支试管中加入甲胺5d,再加入0.5 ml浓盐酸和0.5 ml水,用冰水冷却。另取10%亚硝酸钠溶液10d于另一试管中,也用冰水冷却,然后将亚硝酸钠溶液倾入装有样品的试管中,轻轻振摇,观察现象。

(2) 仲胺与亚硝酸反应：在试管中加入N-甲基苯胺5d,加10d浓盐酸及10d水,用冰水冷却。另取亚硝酸钠溶液10d,也用冰水冷却,然后将亚硝酸钠溶液加入,轻轻振摇,观察现象。

(3) 叔胺与亚硝酸反应：在试管中加入N,N-二甲基苯胺5d,加10d浓盐酸及10d水,用冰水冷却。另取亚硝酸钠溶液10d,也用冰水冷却,然后将亚硝酸钠溶液加入,轻轻振摇,观察现象。取出0.5 ml,再加10%氢氧化钠溶液至变色。

3. 重氮化反应和偶联反应　取苯胺5d,加10d浓盐酸和10d水,用冰水冷却,取10%亚硝酸钠溶液1 ml,也用冰水冷却,然后将亚硝酸钠溶液缓缓倒入苯胺溶液中,将试管在冰水中轻轻振摇,再加β-萘酚碱溶液2d,观察变化。

4. 芳胺的特性

(1) 溴代反应：取苯胺1d,加水1ml振摇,滴加溴水,观察有何现象。

(2) 氧化反应：取苯胺溶液1d于表面皿上,加2 mol/L盐酸和饱和重铬酸钾溶液2d,搅匀,观察现象。

5. 尿素的性质

(1) 尿素的水解：取1支试管加入10%氢氧化钠溶液10d,再加20%尿素溶液15d,小心将试管内容物加热至沸,嗅其气味,同时将湿润的红色石蕊试纸放在管口观察颜色的变化。

(2) 缩二脲的生成和缩二脲反应：取1支干燥的试管,加入尿素约0.3 g(约小半角匙),小心加热试管内的固体。首先看到尿素熔化,继而有氨的气味放出,嗅其气味及用湿润的红色石蕊试纸放在试管口试验。继续将试管加热时试管内的物质逐渐凝固,此时产生的为缩二脲。让试管稍放冷后,加入10%氢氧化钠1~2 ml,水2 ml,并小心用玻棒搅拌,使缩二脲尽量溶解,然后倾少许上层清液于另一试管中,滴加1%硫酸铜溶液2~3 d,观察有何颜色产生。

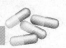

四、注意事项

（1）浓盐酸取用时应在通风橱中进行。

（2）N，N-二甲基苯胺为剧毒品，具有血液毒性、神经毒性和致癌性，使用时注意不要误服，勿与皮肤接触。

五、工作记录

操作	现象	解释

六、工作后思考

（1）怎样鉴别芳香族伯胺和脂肪族伯胺？所依据的反应是什么？

（2）在与亚硝酸的反应中，为什么脂肪族伯胺容易放出氮气而芳香族伯胺要温度升高后才有氮气放出？

（3）如果要检查重氮化反应的终点，用什么方法？

（4）什么叫重氮化反应、偶联反应？重氮化反应要注意什么？盐酸为什么要过量？

（5）试比较苯胺和苯溴代反应的难易？为什么？

任务十二　验证氨基酸及蛋白质的化学性质

一、工作目标

（1）加深对氨基酸和蛋白质某些重要性质的认识。

（2）理解氨基酸与蛋白质的鉴别反应。

二、工作前准备

1. 工作环境准备　药物检测实训室；温度 18～26℃；相对湿度不大于75％。

2. 仪器和规格　试管、酒精灯、水浴锅。

3. 试剂和规格　酪氨酸、清蛋白溶液、饱和硫酸铜、10％氢氧化钠、10％盐酸、5％蛋白

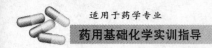
质氯化钠溶液、浓盐酸、0.5％甘氨酸、0.1％茚三酮-乙醇溶液、5％硫酸铜、浓硝酸、饱和硫酸铵、固体硫酸铵、1％硫酸铜、2％硝酸银、0.5％醋酸铅、1％醋酸、饱和苦味酸、浓硫酸。

三、工作步骤

1. **氨基酸和蛋白质的两性性质**

(1) 氨基酸的两性性质：将 0.1 g 酪氨酸加入盛有 2 ml 蒸馏水的试管中,逐滴加入 1 ml 10％氢氧化钠溶液,边加边振荡,观察现象。接着逐滴加入 10％盐酸,直至蓝色石蕊试纸刚变红,溶液刚显酸性,振荡 1 min 左右,观察现象。最后滴加 10％盐酸 10 d 以上,观察并记录结果。

(2) 蛋白质的两性性质：在试管中加入 5 d 5％蛋白质氯化钠溶液,振荡下逐滴加入浓盐酸,当酸过量时,观察溶液有何变化。用吸管吸取该溶液 1 ml 置于另一试管,逐滴加入 10％氢氧化钠溶液,观察碱性溶液过量后,溶液有何变化。

2. **氨基酸和蛋白质的颜色反应**

(1) 茚三酮反应：取 2 支试管,分别加入 4 d 0.5％甘氨酸溶液和 5％蛋白质氯化钠溶液,再分别加入 2 d 0.1％茚三酮-乙醇溶液,混合均匀后置于沸水浴中加热 1～2 min,观察结果。

(2) 缩二脲反应：取 1 支试管,加 10 d 蛋白质氯化钠溶液和 15～20 d 10％氢氧化钠溶液,振荡,混合均匀后,再加入 3～5 d 5％硫酸铜溶液,边加边摇动,观察有何现象产生。

(3) 黄蛋白反应：取 1 支试管,加入 4 d 5％蛋白质氯化钠溶液及 2 d 浓硝酸,在强酸的作用下,蛋白质出现白色沉淀。将沉淀置于水浴中加热,观察现象,冷却后,再逐滴加入 10％氢氧化钠溶液至溶液呈碱性,观察沉淀的颜色有何变化。

3. **蛋白质的可逆沉淀反应——盐析作用**　取 1 支试管,加入 5 ml 5％蛋白质氯化钠溶液和 5 ml 饱和硫酸铵溶液,混合均匀,静置 10 min,观察蛋白质沉淀的析出。过滤后,在滤液中逐渐加入固体硫酸铵,边加边振荡,直至饱和(需硫酸铵 1～2 g),此时,蛋白质沉淀析出。

另取 1 支试管加入 10 d 浑浊的清蛋白溶液,然后,加 2～3 ml 蒸馏水,振荡均匀,观察清蛋白沉淀是否溶解。

4. **蛋白质的不可逆沉淀反应**

(1) 重金属沉淀蛋白质：取 3 支试管各加入 1 d 5％蛋白质氯化钠溶液,然后,分别加入 1％硫酸铜溶液;2％硝酸银溶液及 0.5％醋酸铅溶液各 2 d,观察是否立即产生沉淀。再分别逐滴加入过量(2～3 ml)的 1％硫酸铜溶液、2％硝酸银溶液、0.5％醋酸铅溶液。边加边摇动试管,观察加入过量硫酸铜和醋酸铅的试管与硝酸银的试管有何不同。

另取 1 支试管加 10 d 硝酸银蛋白质溶液,再加 2～3 ml 蒸馏水,摇匀,观察硝酸银蛋白质的沉淀是否溶解。

(2) 加热沉淀蛋白质：取 1 支试管,加入 2 ml 5％蛋白质氯化钠溶液,然后,将试管放在沸水浴中加热 5～10 min,蛋白质凝固成白色絮状沉淀,观察沉淀是否溶于水。

(3) 苦味酸沉淀蛋白质：在试管中加入 1 ml 5％蛋白质氯化钠溶液及 4～5 d 1％醋酸溶液,再加 5～10 d 饱和苦味酸溶液。观察现象。

(4) 无机酸沉淀蛋白质：取 3 支试管,各加 6 d 5％蛋白质氯化钠溶液,再分别滴加浓盐

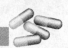

酸、浓硫酸和浓硝酸各 4 d,不要摇动试管,观察各试管中白色沉淀的出现,之后,再分别滴加 2~5 d 浓盐酸、浓硫酸和浓硝酸,摇匀后,观察此时试管中有何现象产生。

知识链接

（1）盐析时,不同蛋白质所需要盐的浓度不同,依此进行蛋白质的分级盐析。

（2）重金属盐沉淀蛋白质的作用是不可逆的,但由于沉淀粒子上吸附有离子,会使它溶于过量的沉淀剂中,所以,使用硫酸铜或醋酸铅沉淀蛋白质时不可过量,以免引起沉淀的再溶解。

四、注意事项

（1）浓盐酸、浓硫酸和浓硝酸为有刺激性或腐蚀性物质,应小心使用。

（2）进行缩二脲反应时,加入的硫酸铜溶液不可过量,以免硫酸铜在碱性溶液中生成氢氧化铜沉淀,遮蔽反应所产生的紫色。

五、工作记录

操作	现象	解释

六、工作后思考

（1）氨基酸是否有双缩脲反应,为什么？

（2）为什么鸡蛋清可用作铅或汞中毒的解毒剂？

（3）氨基酸与蛋白质具有哪些相同的颜色反应？试说明原因。

药物的含量测定

任务一 ▶ 含量测定的流程和计算

一、工作流程

药物的含量测定是指用规定的方法测定药物中有效成分的含量。常用的含量测定方法有化学分析法、仪器分析法、生物学方法和酶化学方法等。化学分析法属经典的分析方法，具有精密度高、准确性好的特点。本模块只涉及化学分析法。

药物的含量测定的工作流程为取药品 20 片，精密称定，计算平均片重和需要精密称取药粉的量。在研钵中研细药片，用直接法称量所需的药粉放于容量瓶中，加溶剂溶解，定容，摇均，过滤，取适量的续滤液，用移液管量取所需的溶液量，加指示剂，用已知浓度的滴定液滴定，滴至终点，读取滴定管的数据，处理数据和判断结果。操作流程如图 7 - 1 所示。

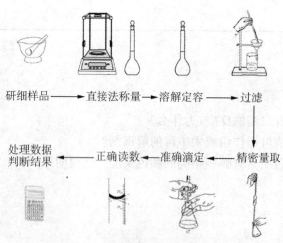

研细样品 ——→ 直接法称量 ——→ 溶解定容 ——→ 过滤

处理数据 ←—— 正确读数 ←—— 准确滴定 ←—— 精密量取
判断结果

图 7 - 1　药物含量测定的工作流程

二、药物含量的计算方法

1. **原料药的含量**　原料药的含量(%)除另有注明外,均按重量计。计算公式如下:

$$含量(\%) = \frac{测得量}{供试品量} \times 100\%$$

(1) 不需做空白试验时计算公式如下:

$$含量(\%) = \frac{F \times T \times V}{w} \times 100\%$$

式中:F 为校正因子,是实际配制浓度与规定浓度的比值;T 为滴定度,是每毫升某摩尔浓度的滴定液相当于被测药物的质量(mg/ml);w 为供试品取样量(g);V 为消耗滴定液的体积数(ml)。

(2) 需做空白试验校正时计算公式如下:

$$含量(\%) = \frac{F \times T \times (V - V_0)}{w} \times 100\%$$

式中:V_0 为空白消耗滴定液的体积(ml)。其余符号的意义同不需做空白试验时的。

2. **药物制剂的含量**　制剂的含量按标示百分含量表示,这里只介绍片剂和注射剂的含量测定的计算。计算公式如下:

$$标示量(\%) = \frac{测得量}{标示量} \times 100\%$$

(1) 片剂含量的计算公式如下:

$$标示量(\%) = \frac{每片实测量}{标示量} \times 100\%$$

$$= \frac{\dfrac{测得量}{供试品量} \times 平均片重}{标示量} \times 100\%$$

$$= \frac{\dfrac{F \times T \times V}{w} \times \overline{w}}{标示量} \times 100\%$$

式中:w 为供试品片粉的取样量(g);$\overline{w}$ 为平均片重(g);其他各符号意义同原料药。

(2) 注射剂含量的计算公式如下:

$$标示量(\%) = \frac{测得量}{标示量} \times 100\%$$

$$= \frac{\dfrac{F \times T \times V}{V_s}}{标示量} \times 100\%$$

式中:V_s 为供试品的取样体积数(ml);注射剂的标示量单位为 g/ml 或 mg/ml;其他各符号意义同原料药。

3. **药物的取样量**　固体制剂和液体制剂的取样量有所不同。

(1) 片剂的取样量按下式计算:

$$取样量(g) = \frac{主药规定量(g) \times 平均片重(g/片)}{每片标示量(g/片)}(1 \pm 10\%)$$

（2）注射剂的取样量按下式计算：

$$取样量(ml) = \frac{主药规定量(ml)}{标示量(g/ml 或 mg/ml)}(1 \pm 10\%)$$

三、实例计算

【水杨酸的含量测定】

1. 方法 取本品约 0.3 g，精密称定，加中性稀乙醇（对酚酞指示液显中性）25 ml 溶解后，加酚酞指示液 3 d，用氢氧化钠滴定液（0.1 mol/L）滴定。每毫升氢氧化钠滴定液（0.1 mol/L）相当于 13.81 mg 的 $C_7H_6O_3$。本品含 $C_7H_6O_3$ 不得少于 99.5%[《中华人民共和国药典》（2010 年）]。

2. 数据记录 精密称定 w_1：0.275 5 g，w_2：0.270 3 g，w_3：0.278 9 g；消耗 NaOH 体积数 V_1：21.49 ml，V_2：21.12 ml，V_3：21.75 ml；氢氧化钠滴定液的实际浓度为 0.104 5 mol/L。

3. 计算结果 计算方法如下：

$$含量1(\%) = \frac{F \times T \times V}{w} \times 100\% = \frac{\frac{0.104\,5}{0.1} \times 12.21 \times 21.49}{0.245\,5 \times 1\,000} \times 100\% = 99.53\%$$

$$含量2(\%) = \frac{F \times T \times V}{w} \times 100\% = \frac{\frac{0.104\,5}{0.1} \times 12.21 \times 21.12}{0.270\,3 \times 1\,000} \times 100\% = 99.71\%$$

$$含量3(\%) = \frac{F \times T \times V}{w} \times 100\% = \frac{\frac{0.104\,5}{0.1} \times 12.21 \times 21.75}{0.278\,9 \times 1\,000} \times 100\% = 99.53\%$$

$$平均含量(\%) = \frac{99.53\% + 99.71\% + 99.35\%}{3} = 99.6\%$$

4. 结论 本品含 $C_7H_6O_2$ 为 99.6%，符合规定（规定：不得少于 99.5%）。

【尼可刹米的含量测定】

1. 操作方法 取本品约 0.15 g，精密称定，加冰醋酸 10 ml 与结晶紫指示液 1 滴，用高氯酸滴定液（0.1 mol/L）滴定至溶液显蓝绿色，并将滴定的结果用空白试验校正。每毫升的高氯酸滴定液（0.1 mol/L）相当于 17.82 mg 的 $C_{10}H_{14}N_2O$。本品含 $C_{10}H_{14}N_2O$ 不得少于 98.5%(g/g)[《中华人民共和国药典》（2010 年）]。

2. 数据记录 精密称定 w_1：0.151 4 g，w_2：0.148 7 g，w_3：0.149 1 g；消耗 $HClO_3$ 体积数 V_1：8.50 ml，V_2：8.35 ml，V_3：8.43 ml；空白试验消耗 $HClO_3$ 平均体积数为 0.03 ml；高氯酸滴定液的实际浓度为 0.100 3 mol/L。

3. 计算结果 计算方法如下：

$$含量1(\%) = \frac{F \times T \times (V - V_0)}{w} \times 100\% = \frac{\frac{0.100\,3}{0.1} \times 17.82 \times (8.5 - 0.03)}{0.151\,4 \times 1\,000} \times 100\%$$
$$= 99.99\%$$

$$含量2(\%) = \frac{F \times T \times (V - V_0)}{w} \times 100\% = \frac{\frac{0.100\,3}{0.1} \times 17.82 \times (8.35 - 0.03)}{0.148\,7 \times 1\,000} \times 100\%$$
$$= 100.0\%$$

$$含量3(\%) = \frac{F \times T \times (V - V_0)}{w} \times 100\% = \frac{\frac{0.100\,3}{0.1} \times 17.82 \times (8.43 - 0.03)}{0.149\,1 \times 1\,000} \times 100\%$$
$$= 100.7\%$$

4. 结论　本品含 $C_7H_6O_2$ 为 100.3%，符合规定(规定：不得少于 98.5%)。

【活性钙片的含量测定】

1. 操作方法　取本品(规格 0.025 g)20 片，精密称定，研细，精密称取适量(约相当于 Ca 50 mg)，加稀盐酸 2 ml 溶解后，加水 90 ml 与三乙醇胺溶液(1→3)5 ml，摇匀，再加氢氧化钠试液 15 ml，钙紫红素指示液 0.1 ml，用 EDTA 滴定液(0.05 mol/L)滴定至溶液由紫红色转变为纯蓝色。每毫升 EDTA 滴定液(0.05 mol/L)相当于 2.004 mg 的 Ca。

2. 实验数据　精密称定 20 片总重量 9.801 0 g，平均片重 0.490 1 g。计算方法如下：

$$取样量 \approx \frac{主药规定量 \times 平均片重}{每片标示量} \times (1 \pm 10\%) = \frac{0.05 \times 0.490\,1}{0.025} \times (1 \pm 10\%)$$
$$= 0.980\,1\,g$$

精密称取片粉 w_1：0.982 5，w_2：0.958 8 g，w_3：0.965 5 g；消耗 EDTA 体积数 V_1：24.38 ml，V_2：23.82 ml，V_3：23.98 ml；EDTA 滴定液的实际浓度 0.050 21 mol/L。

3. 计算结果　计算方法如下：

$$标示量1(\%) = \frac{\frac{E \times T \times V}{w} \times \overline{w}}{标示量} \times 100\% = \frac{\frac{0.050\,21}{0.05} \times 2.004 \times 24.38 \times 0.490\,1}{0.025 \times 0.982\,5 \times 1\,000} \times 100\%$$
$$= 97.89\%$$

$$标示量2(\%) = \frac{\frac{0.050\,21}{0.05} \times 2.004 \times 23.82 \times 0.490\,1}{0.025 \times 0.958\,8 \times 1\,000} \times 100\% = 98.00\%$$

$$标示量3(\%) = \frac{\frac{0.050\,21}{0.05} \times 2.004 \times 23.98 \times 0.490\,1}{0.025 \times 0.965\,5 \times 1\,000} \times 100\% = 97.65\%$$

4. 结论　本品含活性钙为标示量的 97.8%。

【维生素 C 注射液的含量测定】

1. 操作方法　精密量取本品(规格 2 ml，0.5 g)适量(约相当于维生素 C 0.2 g)，加 15 ml 水和 2 ml 丙酮，摇匀，放置 5 min，加 4 ml 稀醋酸和 1 ml 淀粉指示液，用碘滴定液(0.05 mol/L)滴定，至溶液显蓝色并持续 30 s 不褪。每毫升碘滴定液(0.05 mol/L)相当于 8.806 mg 的 $C_6H_8O_6$。本品含维生素 C($C_6H_8O_6$)应为标示量的 90.0%～110.0%[《中华人民共和国药典》(2010 年)]。

2. 实验数据　精密量取 V_1：0.8 ml，V_2：0.8 ml，V_3：0.8 ml，消耗碘滴定液体积数 V_1'：22.30 ml，V_2'：22.32 ml，V_3'：22.32 ml；碘滴定液的实际浓度 0.050 53 mol/L。取样量约为：

$$取样量(ml) \approx \frac{主药规定量}{标示量(g/ml 或 mg/ml)}(1 \pm 10\%)$$

$$= \frac{0.2}{\frac{0.5}{2}}(1 \pm 10\%) = 0.8 \ ml$$

3. 计算结果　计算方法如下：

$$标示量1(\%) = \frac{\frac{F \times T \times V}{V_s}}{标示量} \times 100\% = \frac{\frac{0.5053}{0.05} \times 8.806 \times 22.30}{0.8 \times \frac{0.5}{2} \times 1\ 000} \times 100\% = 99.23\%$$

$$标示量2(\%) = \frac{\frac{F \times T \times V}{V_s}}{标示量} \times 100\% = \frac{\frac{0.5053}{0.05} \times 8.806 \times 22.32}{0.8 \times \frac{0.5}{2} \times 1\ 000} \times 100\% = 99.32\%$$

$$标示量3(\%) = \frac{\frac{F \times T \times V}{V_s}}{标示量} \times 100\% = \frac{\frac{0.5053}{0.05} \times 8.806 \times 22.32}{0.8 \times \frac{0.5}{2} \times 1\ 000} \times 100\% = 99.32\%$$

平均标示量(%)=99.3%

4. 结论　本品含维生素 C 为标示量的 99.3%，符合规定［规定：本品含维生素 C ($C_6H_8O_6$)应为标示量的 90.0%～110.0%］。

任务二　测定消毒防腐药苯甲酸的含量

一、工作目标

(1) 理解用酸碱滴定法测定苯甲酸的原理和方法。

(2) 学会固体样品含量测定的方法。

二、工作前准备

1. 工作环境准备　药物检测实训室、天平室；温度 18～26℃；相对湿度不大于 75%。

2. 仪器和规格　电子天平、托盘天平、称量瓶、碱式滴定管(50 ml)、锥形瓶(250 ml)、量筒(50 ml)。

3. 试剂和规格　氢氧化钠 NaOH(0.1 mol/L)、苯甲酸、纯化水、中性乙醇、酚酞指示剂。

4. 注意事项

(1) 苯甲酸是芳香酸，水溶性小，在乙醇中易溶，故用稀乙醇为溶剂。

(2) 中性稀乙醇的配制：取 95% 乙醇 53 ml，加水至 100 ml，加酚酞 2 d，用 NaOH 滴定液滴至淡红色，即可。

三、工作依据

苯甲酸的 $K_a = 6.3 \times 10^{-3} > 10^{-8}$，因此，可用碱滴定液直接滴定苯甲酸。反应式如下：

$$\text{——COOH} + \text{NaOH} \Longrightarrow \text{——COONa} + \text{H}_2\text{O}$$

计量点时生成的苯甲酸钠为弱酸强碱盐，水解后，溶液呈碱性，应选用碱性区域变色的酚酞指示剂指示终点。

四、工作步骤

取本品约 0.25 g，精密称定，加中性稀乙醇（对酚酞指示液显中性）25 ml 溶解后，加酚酞指示剂 3 d，用 NaOH 滴定液（0.1 mol/L）滴至溶液呈淡红色，且 30 s 不褪色，即为终点。每毫升 NaOH 滴定液（0.1 mol/L），相当于 12.21 mg 的 $\text{C}_7\text{H}_6\text{O}_2$。

平行测定 3 次，根据 NaOH 溶液的消耗量和本品的取用量，按下式计算苯甲酸的含量和相对平均偏差：

$$\text{C}_7\text{H}_6\text{O}_2(\%) = \frac{c_{\text{NaOH}} V_{\text{NaOH}} M_{\text{C}_7\text{H}_6\text{O}_2} \times 10^{-3}}{m} \times 100\%$$

$$\text{或含量}(\%) = \frac{F \times T \times V_{\text{NaOH}}}{m} \times 100\%$$

式中：m 为供试品的称量质量（g）；F 为所配制滴定液的浓度校正因子；T 为滴定度；V 为供试品消耗滴定液的毫升数。

五、工作记录和数据处理

		1	2	3
	工作记录			
数据处理	苯甲酸的质量 m			
	NaOH 滴定液的消耗量 V_{NaOH}			
	苯甲酸的含量			
	苯甲酸的含量平均值			
	绝对偏差 d			
	平均偏差 $\bar{d}$			
	相对平均偏差 $R\bar{d}$			
	结论			

六、工作后思考

(1) 本次任务为何滴至酚酞变为浅红色,且持续 30 s 不褪色才为滴定终点?

(2) 苯甲酸可以用 NaOH 滴定液直接滴定,那么苯甲酸钠是否可用 HCl 滴定液直接测定?

任务三 **测定消毒防腐药硼砂的含量**

一、工作目标

(1) 熟练应用酸碱间接滴定法测定和计算药用硼砂的含量。

(2) 熟练使用电子天平和酸式滴定管。

(3) 学会用甲基橙和酚酞指示剂指示溶液的酸度变化。

二、工作前准备

1. **工作环境准备** 药物检测实训室、天平室;温度 18～26℃;相对湿度不大于 75%。

2. **仪器和规格** 电子天平、托盘天平、称量瓶、酸式滴定管(50 ml)、碱式滴定管(50 ml)、量筒(100 ml)、锥形瓶(250 ml)、电炉。

3. **试剂和规格** 硼砂(药用)、0.1 mol/L HCl 溶液、NaOH(0.1 mol/L)滴定液、甲基橙指示剂、酚酞指示剂、中性甘油[取甘油 80 ml,加水 20 ml,酚酞 1 d,用 NaOH(0.1 mol/L)滴定液滴至粉红色]。

4. **注意事项**

(1) 加热后的硼砂溶液必须冷却至室温时才能加入指示剂。

(2) 终点为粉红色,若滴至红色,会使测定结果偏高。

(3) 0.1 mol/L HCl 溶液浓度可以不作标定。

(4) 注意排除碱式滴定管中的气泡。

三、工作依据

药用硼砂水溶液显碱性,其 K_b 值大于 10^{-8},水溶液呈碱性,与盐酸的反应式为:

$$2HCl + Na_2B_4O_7 + 5H_2O \Longrightarrow 4H_3BO_3 + 2NaCl$$

在化学计量点前溶液中存在硼酸-硼砂缓冲对,由于缓冲作用导致上述反应不能进行完全,同时也影响对滴定终点的观察,因此,《中华人民共和国药典》(2010 年)采用间接法测定硼砂的含量。即在上述溶液中加入适量甘油与硼酸(上述反应的产物)发生反应生成甘油硼酸,以此来破坏溶液的缓冲对,提高反应的完成程度和滴定终点的清晰度。然后利用甘油硼酸的酸性与氢氧化钠发生定量酸碱反应,以酚酞作指示剂,在滴定终点时根据消耗氢氧化钠滴定液的体积和浓度,间接计算硼砂的含量。

《中华人民共和国药典》(2010 年)二部记载,本品为四硼酸钠,含 $Na_2B_4O_7 \cdot 10H_2O$ 应为 99.0%～103.0%。

三、工作步骤

取本品约 0.4 g,精密称定,加水 25 ml 溶解后,加 0.05%甲基橙溶液 1 d,用盐酸滴定液(0.1 mol/L)滴定至橙红色,煮沸 2 min,冷却,如溶液呈黄色,继续滴定至溶液里橙红色,加中性甘油[取甘油 80 ml,加水 20 ml 与酚酞指示液 1 d,用氢氧化钠滴定液(0.1 mol/L)滴定至粉红色]80 ml 与酚酞指示液 8 d,用氢氧化钠滴定液(0.1 mol/L)滴定至显粉红色。每毫升氢氧化钠滴定液(0.1 mol/L)相当于 9.534 mg 的 $Na_2B_4O_7 \cdot 10H_2O$。

平行测定 3 次。根据本品的取用量和消耗氢氧化钠滴定液的体积,按下式计算出药用硼砂的百分含量和相对平均偏差:

$$Na_2B_4O_7 \cdot 10H_2O\% = \frac{c_{NaOH}V_{NaOH}M_{Na_2B_4O_7 \cdot 10H_2O} \times 10^{-3}}{m} \times 100\%$$

$$或含量(\%) = \frac{F \times T \times V_{NaOH}}{m} \times 100\%$$

式中:m 为供试品的称量质量(g);F 为所配制滴定液的浓度校正因数;T 为滴定度,本实验中每毫升氢氧化钠滴定液(0.1 mol/L)相当于 9.534 mg 的 $Na_2B_4O_7 \cdot 10H_2O$;V 为供试品消耗滴定液的毫升数。

五、工作记录和数据处理

		1	2	3
	工作记录			
数据处理	硼酸的质量 m			
	NaOH 滴定液的消耗量 V_{NaOH}			
	硼酸的含量			
	硼酸的含量平均值			
	绝对偏差 d			
	平均偏差 $\bar{d}$			
	相对平均偏差 $R\bar{d}$			
	结论			

六、工作后思考

(1) 若药用硼砂保存不当失去部分结晶水,将对测定结果会造成什么影响?

(2) 若用酸碱直接法测定硼砂会使测得结果偏高或偏低?

任务四 **测定降糖药甲苯磺丁脲片的含量**

一、工作目标

(1) 理解酸碱滴定法测定药物含量的基本原理。

(2) 学会酸碱滴定法的操作技术。

(3) 学会片剂含量测定的计算方法。

二、工作前准备

1. **环境准备** 天平室、化学分析室;温度 18~26℃;相对湿度不大于 75%。

2. **试剂及规格** 甲苯磺丁脲片(市售药品)、氢氧化钠滴定液(0.1 mol/L)(A.R.)、酚酞(A.R.)、乙醇(95%,A.R.)、纯化水。

3. **仪器及规格** 恒温水浴锅、电子天平、碱式滴定管(50 ml)、锥形瓶(250 ml)、量筒、研钵、微孔滤膜。

4. **注意事项**

(1) 测定需在室温下进行。

(2) 氢氧化钠溶液侵蚀玻璃,最好储存在塑料瓶中;如储存于玻璃瓶中,不能用玻璃塞,而应改为橡皮塞。

(3) 因指示剂本身具有酸碱性,所以要按规定量加入,否则影响指示剂的灵敏度。

(4) 在测定过程中,不得有酸性气体(如 SO_3,SO_2)存在。

(5) 所用的纯化水是新沸过的冷水。

三、工作依据

甲苯磺丁脲片结构中有 1 个磺酰基,呈酸性,可用 NaOH 标准溶液在乙醇溶液中直接滴定测其含量。计量点时,溶液呈微碱性,可选用酚酞作指示剂。反应式如下:

《中华人民共和国药典》（2010 年）二部记载，甲苯磺丁脲片含甲苯磺丁脲（$C_{12}H_{18}N_2O_3S$）应为标示量的 95.0%～105.0%。

四、工作步骤

取本品 10 片，精密称定，研细，精密称取适量（约相当于甲苯磺丁脲 0.5 g），加中性乙醇（对酚酞指示液显中性）25 ml，微热使甲苯磺丁脲溶解，放冷至室温，加酚酞指示液 3 d，用氢氧化钠滴定液（0.1 mol/L）滴定。每毫升氢氧化钠滴定液（0.1 mol/L）相当于 27.04 mg 的 $C_{12}H_{18}N_2O_3S$。

平行测定 3 次。根据本品的取用量和消耗氢氧化钠滴定液的体积，按下式计算出甲苯磺丁脲片的标示量：

$$标示量(\%) = \frac{\dfrac{F \times T \times V}{m} \times w_{平均}}{标示量} \times 100\%$$

式中：m 为供试品片的取样量（g）；$w_{平均}$ 为平均片重（g）；F 为所配制滴定液的浓度校正因数；T 为滴定度，本实验中每毫升的氢氧化钠滴定液（0.1 mol/L）相当于 27.04 mg 的 $C_{12}H_{18}N_2O_3S$；V 为供试品消耗滴定液的毫升数。

五、工作记录和数据处理

		1	2	3
工作记录				
数据处理	甲苯磺丁脲片的质量 m			
	NaOH 滴定液的消耗量 V_{NaOH}			
	甲苯磺丁脲片的标示量			
	甲苯磺丁脲片标示量的平均值			
	绝对偏差 d			
	平均偏差 $\bar{d}$			
	相对平均偏差 $R\bar{d}$			
	结论			

六、工作后思考

（1）直接酸碱滴定法测定甲苯磺丁脲片的含量时应注意哪些问题？

（2）测定时加入中性乙醇的目的是什么？

（3）解释计算公式中每项的含义。

任务五 测定抗酸药碳酸氢钠片的含量

一、工作目标

(1) 理解盐酸滴定液滴定碳酸氢钠片的含量的原理和方法。

(2) 熟悉用甲基红-溴甲酚绿混合指示剂指示滴定终点。

二、工作前准备

1. 工作环境准备 药物检测实训室、天平室;温度18～26℃;相对湿度不大于75%。

2. 仪器和规格 电子天平、托盘天平、称量瓶、酸式滴定管(50 ml)、玻棒、量筒(50 ml)、锥形瓶(250 ml)、电炉、研钵、微孔滤膜、注射器。

3. 试剂和规格 碳酸氢钠片(药用)、盐酸滴定液(0.5 mol/L)、纯化水、甲基红-溴甲酚绿混合指示剂。

4. 注意事项

(1) 所用的水应是新沸放冷至室温的。

(2) 本反应需要使用混合指示剂才能判断终点。

三、工作依据

碳酸氢钠与盐酸发生如下的反应:

$$NaHCO_3 + HCl \longrightarrow NaCl + H_2O + CO_2 \uparrow$$

滴定的终点是 $NaCl$,应该是中性的,但是生成的 CO_2 会部分溶于溶液,而导致溶液略显酸性。因此,使用甲基红-溴甲酚绿混合指示剂判断终点比较明显。

《中华人民共和国药典》(2010年)二部记载,碳酸氢钠片含碳酸氢钠($NaHCO_3$)应为标示量的95.0%～105.0%。

四、工作步骤

取本品10片,精密称定,研细,精密称取适量(约相当于碳酸氢钠1 g),加水50 ml,振摇使碳酸氢钠溶解,加甲基红-溴甲酚绿混合指示液10 d,用盐酸滴定液(0.5 mol/L)滴定至溶液由绿色转变为紫红色,煮沸2 min,冷却至室温,继续滴定至溶液由绿色变为暗紫色。每毫升盐酸滴定液(0.5 mol/L)相当于42.00 mg的 $NaHCO_3$。

平行测定3次。根据消耗的盐酸滴定液的体积数和碳酸氢钠片的取用量,按下列公式计算碳酸氢钠片的含量和相对平均偏差:

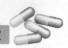

$$标示量(\%) = \frac{\dfrac{F \times T \times V}{m} \times w_{平均}}{标示量} \times 100\%$$

式中符号的意义同前。

五、工作记录和数据处理

		1	2	3
工作记录				
数数据处理	碳酸氢钠的质量 m			
	HCl 滴定液的消耗量 V_{HCl}			
	碳酸氢钠的含量			
	碳酸氢钠的含量平均值			
	绝对偏差 d			
	平均偏差 $\bar{d}$			
	相对平均偏差 $R\bar{d}$			
结论				

六、工作后思考

(1) 测定时,为什么要煮沸 2 min?
(2) 选用甲基红-溴甲酚绿混合指示剂的目的是什么?

任务六　测定氨茶碱注射液的含量

一、工作目标

(1) 理解盐酸滴定液滴定氨茶碱注射液的含量的原理和方法。
(2) 熟悉用茜素磺酸钠指示剂指示滴定终点的方法。

二、工作前准备

1. **工作环境准备**　药物检测实训室、天平室;温度 18~26℃;相对湿度不大于 75%。
2. **仪器和规格**　电子天平、酸式滴定管(50 ml)、量筒(50 ml)、锥形瓶(250 ml)。

3. 试剂和规格　氨茶碱注射液(药用)、盐酸滴定液(0.1 mol/L)、纯化水、茜素磺酸钠指示液。

4. 注意事项

(1) 所用的水应是新沸放冷至室温的。

(2) 本反应需要使用混合指示剂,才能判断终点。

三、工作依据

乙二胺与盐酸发生如下的反应:

$$H_2NCH_2CH_2NH_2 + 2HCl \Longrightarrow HCl \cdot H_2NCH_2CH_2NH_2 \cdot HCl$$

滴定的终点是乙二胺的盐酸盐,使用茜素磺酸钠指示液判断终点比较明显。

《中华人民共和国药典》(2010 年)二部记载,氨茶碱注射液含乙二胺($C_2H_8N_2$)应为氨茶碱标示量的 13.0%～20.0%。

四、工作步骤

精密量取本品适量(约相当于氨茶碱 0.25 g),加水 50 ml,摇匀,加茜素磺酸钠指示液 8 d,用盐酸滴定液滴定至溶液显黄色。每毫升盐酸滴定液(0.1 mol/L)相当于 3.005 mg 的 $C_2H_8N_2$。

平行测定 3 次。根据消耗的盐酸滴定液(0.1 mol/L)滴定液的体积数和氨茶碱注射液的取用量,按下列公式计算氨茶碱注射液的含量和相对平均偏差:

$$标示量(\%) = \frac{F \times T \times V}{V_s \times 标示量} \times 100\%$$

式中符号的含义同前。

五、工作记录和数据处理

工作记录		1	2	3
数数据处理	氨茶碱注射液的体积 V_s			
	HCl 滴定液的消耗量 V_{HCl}			
	氨茶碱注射液的标示量			
	氨茶碱注射液的标示量平均值			
	绝对偏差 d			
	平均偏差 $\bar{d}$			
	相对平均偏差 $R\bar{d}$			
结论				

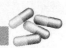

六、工作后思考

(1) 为什么用茜素磺酸钠作为指示液,而不用甲基红?

(2) 盐酸滴定液(0.1 mol/L)是如何配制和标定的? 依据是什么?

任务七 测定抗凝血药枸橼酸钠的含量

一、工作目标

(1) 学会用非水溶液酸碱滴定法测定有机酸碱金属盐含量的方法。

(2) 进一步巩固非水溶液滴定法的基本操作。

二、工作前准备

1. **工作环境准备** 药物检测实训室、天平室;温度 18～26℃;相对湿度不大于 75%。

2. **仪器和规格** 微量滴定管(10 ml)、锥形瓶(50 ml)、电子天平、托盘天平、量筒(10 ml)。

3. **试剂和规格** 高氯酸滴定液(0.1 mol/L)、枸橼酸钠(药品)、冰醋酸(A.R.)、醋酐(A.R.,97%,相对密度 1.08),结晶紫指示剂。

4. **注意事项**

(1) 使用的仪器均需预先洗净干燥。

(2) 若测定时的室温与标定时的室温相差较大时(一般在±2℃以上)需加以校正。

(3) 对终点的观察应注意其变色过程,近终点时滴定速度要适当。

三、工作依据

枸橼酸钠为有机酸的碱金属盐,在水溶液中碱性很弱,不能直接进行酸碱滴定。由于醋酸的酸性比水的酸性强,因此,将枸橼酸钠溶解在冰醋酸溶剂中可增强其碱性,便可用结晶紫作指示剂,用高氯酸作滴定液直接测定其含量。滴定反应为:

$$
\begin{array}{c}
\text{CH}_2\text{—COONa} \\
\text{HO—C—COONa} \\
\text{CH}_2\text{—COONa}
\end{array}
+3\text{HClO}_4 \rightleftharpoons
\begin{array}{c}
\text{CH}_2\text{—COOH} \\
\text{HO—C—COOH} \\
\text{CH}_2\text{—COOH}
\end{array}
+3\text{NaClO}_4
$$

《中华人民共和国药典》(2010 年)二部记载,按干燥品计算,含 $C_6H_5Na_3O_7$ 不得少于 99.0%。

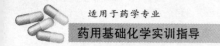

四、工作步骤

取本品约 80 mg,精密称定,加冰醋酸 5 ml,加热使之溶解,放冷,加醋酐 10 ml 与结晶紫指示液 1 d,用高氯酸滴定液(0.1 mol/L)滴定至溶液显蓝绿色即为终点,并将滴定的结果用空白试验校正。每毫升高氯酸滴定液(0.1 mol/L)相当于 8.602 mg 的 $C_6H_5Na_3O_7$。

平行测定 3 次。根据本品的取用量和消耗高氯酸滴定液的体积,按下式计算出枸橼酸钠的百分含量和相对平均偏差:

$$含量(\%) = \frac{(V_{供} - V_{空})_{HClO_4} \times F_{HClO_4} \times 8.602 \times 10^{-3}}{m} \times 100\%$$

式中符号含义同前。

五、工作记录和数据处理

		1	2	3
工作记录				
数数据处理	枸橼酸钠的质量 m			
	高氯酸滴定液的消耗量 V_{HClO_4}			
	$V_{空白}$			
	枸橼酸钠的含量			
	枸橼酸钠的含量平均值			
	绝对偏差 d			
	平均偏差 $\bar{d}$			
	相对平均偏差 $R\bar{d}$			
结论				

六、工作后思考

(1) 为什么枸橼酸钠在水中不能直接滴定而在冰醋酸中能直接滴定?

(2) 枸橼酸钠的称取量是以什么为依据计算出的?

(3) 计算枸橼酸钠的含量公式中"F"表示什么意思?除了用此公式计算外,还可以用什么公式计算?

任务八　测定电解质补充药氯化钠注射液的含量

一、工作目标

(1) 理解吸附指示剂方法原理。

(2) 熟练使用吸附指示剂法测定样品含量的方法。

(3) 学会用吸附指示剂确定滴定终点。

二、工作前准备

1. **工作环境准备**　药物检测实训室、天平室;温度 $18\sim26℃$;相对湿度不大于 75%。

2. **仪器和规格**　移液管(10 ml)、量瓶(100 ml)、酸式滴定管(棕色,50 ml)、锥形瓶(250 ml)、量筒 2 个(50 ml,10 ml)。

3. **试剂和规格**　$AgNO_3$(0.1 mol/L)、浓氯化钠注射液、2%糊精溶液、荧光黄指示剂、纯化水。

4. **注意事项**

(1) 滴定前先加入糊精溶液保护胶体。

(2) 胶体微粒对指示剂离子的吸附能力应略小于对被测离子的吸附能力。即当滴定稍过化学计量点时,胶粒就能立即吸附指示剂阴离子而变色。故本法只能选用荧光黄,否则将引起误差。

(3) 溶液的 pH 应控制在中性或弱碱性(pH $7\sim10$),避免生成氧化银沉淀。

(4) 滴定操作应避免在强光下进行,否则卤化银感光分解析出金属银,使沉淀变成灰色或黑灰色,即影响终点观察,又会造成正误差。

三、工作依据

用 $AgNO_3$ 滴定液测定 NaCl 注射液的含量,用荧光黄($K_a\approx10^{-8}$)作指示剂,在化学计量点前,溶液中 Cl^- 过量,生成的 AgCl 胶状沉淀吸附 Cl^- 使沉淀表面带负电荷(AgCl·Cl^-),由于同性相斥,故不吸附荧光黄指示剂的阴离子。这时溶液显示指示剂阴离子本身的颜色,即黄绿色。当滴定至化学计量点后,$AgNO_3$ 稍过量时(半滴),溶液中就有过量的 Ag^+,这时 AgCl 沉淀吸附 Ag^+ 而生成带正电荷的 AgCl Ag^+ 胶粒,同时吸附荧光黄阴离子,引起荧光黄阴离子结构变化,颜色也由黄绿色转变为淡红色,从而指示终点。终点时其反应式如下:

$$(AgCl)\cdot Ag^+ + FI^- \Longleftrightarrow (AgCl)\cdot Ag^+\cdot FI^-$$

$$(黄绿色)\qquad\qquad\qquad (淡红色)$$

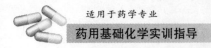

《中华人民共和国药典》(2010 年)二部记载,氯化钠注射液含氯化钠(NaCl)应为 0.850%～0.950%(g/ml)。

四、工作步骤

精密量取氯化钠注射液 10 ml,置于 250 ml 锥形瓶中,加水 40 ml,2%糊精溶液 5 ml,2.5%硼砂溶液 2 ml 与荧光黄指示剂 5～8 d,用 AgNO₃ 滴定液(0.1 mol/L)滴定至淡红色即为终点,每毫升硝酸银滴定液(0.1 mol/L)相当于 5.844 mg 的 NaCl。

平行滴定 3 次。根据氯化钠注射液的取用量和消耗 AgNO₃ 滴定液的体积,按下式计算出氯化钠的含量和相对平均偏差:

$$m_{NaCl}(\%,\ g/ml) = \frac{c_{AgNO_3}\ V_{AgNO_3}\ m_{NaCl} \times 10^{-3}}{V_{NaCl} \times \dfrac{10.00}{100.00}} \times 100\%$$

五、工作记录和数据处理

		1	2	3
工作记录				
数数据处理	浓氯化钠注射液体积数 V_{NaCl}			
	AgNO₃ 滴定液的消耗量 V_{AgNO_3}			
	氯化钠的含量			
	氯化钠的含量平均值			
	绝对偏差 d			
	平均偏差 $\bar{d}$			
	相对平均偏差 $R\bar{d}$			
结论				

六、工作后思考

(1) 用吸附指示剂法测定 NaBr 的含量时应选用何种吸附指示剂?为什么?

(2) 滴定前为什么要加糊精溶液?能否用淀粉溶液代替?

任务九　测定补钙药葡萄糖酸钙片的含量

一、工作目标

（1）理解 EDTA 滴定法测定葡萄糖酸钙片的含量的依据和方法。

（2）熟悉滴定操作和计算方法。

二、工作前准备

1. 工作环境准备　药物检测实训室、天平室；温度 18～26℃；相对湿度不大于 75%。

2. 仪器和规格　电子天平、酸式滴定管（50 ml）、容量瓶（100 ml）、锥形瓶（250 ml）、量筒（100 ml）、洗耳球、电炉、微孔滤膜、注射器、研钵。

3. 试剂和规格　0.05 mol/L EDTA 滴定液、氢氧化钠试液、钙紫红素指示剂、葡萄糖酸钙片、纯化水。

4. 注意事项

（1）EDTA 滴定液应保存于玻璃塞瓶中，避免与橡皮塞、橡皮管等接触。金属离子指示液应比较稳定，便于贮藏和使用。一般指示液不宜存放过久，最好临用新配。

（2）滴定速度应适宜，近终点时 EDTA 滴定液要逐滴加入，并充分振摇，以防滴过终点。

（3）由于在加入的试剂中可能含有其他金属离子杂质，从而消耗一定量的滴定液。因此，通常需将滴定的结果用空白试验校正。

三、工作依据

钙与 EDTA 络合剂能定量地形成金属络合物，其稳定性较钙与指示剂所形成的络合物为强。在适当的 pH 值范围内，以 EDTA 滴定，在达到当量点时，EDTA 就从指示剂络合物中夺取钙离子，使溶液呈现游离指示剂的颜色，到达终点。根据 EDTA 络合剂用量，可计算钙的含量。反应式如下：

$$Ca^{2+}(m)(aq) + EDTA^{4-}(aq) \Longleftrightarrow Ca(EDTA)^{2-}(aq) + In(aq)$$

（酒红色）　　　　　　　　　　　　　　　　　　　　　（蓝色）

《中华人民共和国药典》（2010 年）二部记载，葡萄糖酸钙片含葡萄糖酸钙（$C_{12}H_{22}CaO_{14} \cdot H_2O$）应为标示量的 95.0%～105.0%。

四、工作步骤

取本品 20 片，精密称定，研细，精密称取适量（约相当于葡萄糖酸钙 1 g），置 100 ml 量瓶中,加水约 50 ml,微热,使葡萄糖酸钙溶解,放冷,用水稀释至刻度,摇匀,滤过,精密量取续滤液 25 ml,加水 75 ml,加氢氧化钠试液 15 ml 和钙紫红素指示剂 0.1 g,用乙二胺四乙酸二钠滴定液(0.05 mol/L)滴定至溶液自紫色转变为纯蓝色。每毫升乙二胺四乙酸二钠滴定液(0.05 mol/L)相当于 22.42 mg 的 $C_{12}H_{22}CaO_{14} \cdot H_2O$。

平行测定 2 次。根据乙二胺四乙酸二钠滴定液的消耗量和样品的取用量,按下列公式计算葡萄糖酸钙的含钙量和相对偏差:

$$标示量(\%) = \frac{\dfrac{F \times T \times V}{w_s} \times w_{平均}}{标示量} \times 100\%$$

式中各符号含义同前。

五、工作记录和数据处理

		1	2	3
工作记录				
数数据处理	葡萄糖酸钙片的质量 m			
	EDTA 滴定液的消耗量 V_{EDTA}			
	葡萄糖酸钙片的含量			
	葡萄糖酸钙片的含量平均值			
	绝对偏差 d			
	平均偏差 $\bar{d}$			
	相对平均偏差 $R\bar{d}$			
结论				

六、工作后思考

(1) 测定葡萄糖酸钙片含量的操作要点是什么?请加以解释。

(2) 使用 EDTA 滴定液应注意什么?

任务十 **测定维生素 C 注射液的含量**

一、工作目标

(1) 理解维生素 C 注射液的测定原理及条件。

（2）熟悉直接碘量法的操作步骤。

（3）学会在直接碘量法中淀粉指示剂的正确使用方法，并能正确判断终点。

二、工作前准备

1. 工作环境准备　药物检测实训室、天平室；温度 18～26℃；相对湿度不大于 75%。

2. 仪器和规格　酸式滴定管(50 ml)、锥形瓶(250 ml)、量筒(10 ml，100 ml)、电子天平。

3. 试剂和规格　维生素C注射液(药用)、0.05 mol/L 碘滴定液、2 mol/L HAc 溶液、淀粉指示剂(0.5% 水溶液)、纯化水

4. 注意事项

（1）I_2 具有挥发性，取后应立即盖好瓶塞。

（2）滴定接近终点时应充分振摇，并放慢滴定速度。

（3）注意节约碘液，荡洗滴定管或未滴完的碘液应倒入回收瓶中。

三、工作依据

维生素 $C(C_6H_8O_6)$ 分子中的连二烯醇结构具有较强的还原性，能被弱氧化剂 I_2 定量地氧化成二酮基，其反应如下：

1 mol 维生素 C 可与 1 mol I_2 完全反应，因此，可用 I_2 滴定液直接测定维生素 C 的含量。

从上式可知，在碱性条件下更有利于反应向右进行。但是，由于维生素 C 的还原性很强，在中性或碱性溶液中更容易被空气中的氧氧化。所以，为了减少维生素 C 受其他氧化剂的影响，此反应应在稀 HAc 溶液中进行。

《中华人民共和国药典》(2010 年)二部记载，维生素 C 注射液含维生素 $C(C_6H_8O_6)$ 应为标示量的 93.0%～107.0%。

四、工作步骤

精密量取本品适量(约相当于维生素 C 0.2 g)，加水 15 ml，丙酮 2 ml，摇匀，放置 5 min，加稀乙酸 4 ml，淀粉指示液 1 ml，用碘滴定液(0.05 mol/L)滴定，至溶液显蓝色并持续 30 s 不褪。每毫升碘滴定液(0.05 mol/L)相当于 8.806 mg 的 $C_6H_8O_6$）。

平行测定 3 份。根据维生素 C 注射液的取用量和消耗碘滴定液的体积，按下式计算出维生素 C 注射液的标示量和相对偏差：

$$标示量(\%) = \frac{F \times T \times V}{V_s \times 标示量} \times 100\%$$

式中各符号含义同前。

五、工作记录和数据处理

工作记录		1	2	3
数数据处理	维生素C注射液的体积V_s			
	碘滴定液的消耗量V_{I_2}			
	维生素C注射液的标示量			
	维生素C注射液的标示量平均值			
	绝对偏差d			
	平均偏差$\bar{d}$			
	相对平均偏差$R\bar{d}$			
结论				

六、工作后思考

(1) 为什么要在 HAc 酸性条件下测定维生素 C 样品？

(2) 淀粉指示剂应在什么时候加入？终点应如何判断？与间接碘量法比较，有何不同？

任务十一 ▶ 测定解热镇痛药安乃近片的含量

一、工作目标

(1) 理解安乃近片的测定原理及条件。

(2) 熟悉直接碘量法的操作步骤。

(3) 学会在直接碘量法中淀粉指示剂的正确使用方法，并能准确判断终点。

二、工作前准备

1. 工作环境准备　药物检测实训室、天平室；温度 18～26℃；相对湿度不大于 75%。

2. 仪器和规格　酸式滴定管(50 ml)、锥形瓶(250 ml)、量筒(10 ml，100 ml)、电子天平。

3. 试剂和规格　安乃近片(药用)、乙醇、盐酸滴定液(0.01 mol/L)、碘滴定液(0.05 mol/L)、纯化水。

4. 注意事项

（1）I_2 具有挥发性，取后应立即盖好瓶塞。

（2）滴定接近终点时应充分振摇，并放慢滴定速度。

（3）注意节约碘液，荡洗滴定管或未滴完的碘液应倒入回收瓶中。

三、工作依据

安乃近结构中有亚甲基磺酸钠，具有还原性，能被弱氧化剂 I_2 定量地氧化，可用 I_2 滴定液直接测定安乃近的含量。

《中华人民共和国药典》（2010 年）二部记载，安乃近片含安乃近（$C_{13}H_{16}N_3NaO_4S \cdot H_2O$）应为标示量的 95.0%～105.0%。

四、工作步骤

取供试品 10 片，精密称定，研细，精密称取适量（约相当于安乃近 0.3 g），加乙醇与 0.01 mol/L 盐酸溶液各 10 ml，使安乃近溶解后，立即用碘滴定液（0.05 mol/L）滴定（控制滴定速度为每分钟 3～5 ml），至溶液所显的浅黄色（或带紫色）在 30 s 内不褪。每毫升碘滴定液（0.05 mol/L）相当于 17.57 mg 的 $C_{13}H_{16}N_3NaO_4S \cdot H_2O$。

平行测定 3 次。根据安乃近片的取用量和消耗碘滴定液的体积，按下式计算出安乃近片的标示量和相对偏差：

$$标示量(\%) = \frac{\dfrac{F \times T \times V}{m} \times w_{平均}}{标示量} \times 100\%$$

式中各符号含义同前。

五、工作记录和数据处理

		1	2	3
工作记录				
数据处理	安乃近片的质量 m			
	碘滴定液的消耗量 V_{I_2}			
	安乃近片的标示量			
	安乃近片的标示量平均值			
	绝对偏差 d			
	平均偏差 $\bar{d}$			
	相对平均偏差 $R\bar{d}$			
结论				

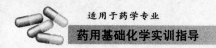
六、工作后思考

(1) 为什么要在 HCl 酸性条件下测定安乃近片的含量？

(2) 为什么要立即用碘滴定液(0.05 mol/L)滴定？

附　录

药·用·基·础·化·学·实·训·指·导

附录1 药物检测类实训报告

药用基础化学实训报告

实训日期：_____　　天气情况：_____

学生姓名：_____　　班级：_____　　学号：_____

指导教师：_____　　实训成绩：_____

任务：_____

一、工作目标

二、工作前准备

1. 工作环境

地点：_____　　温度：_____　　相对湿度：_____

其他特殊要求：

2. 试剂名称、规格

3. 仪器名称、规格型号

4. 注意事项

三、工作依据

四、工作步骤

以上内容要求进入实训室前完成

五、工作记录
1. 操作记录和数据记录

2. 数据处理
计算过程

结论
操作者签名：_____　　检查者签名：_____

六、工作后思考

附录 2 ▶ 药物制备提取类实训报告

药用基础化学实训报告

实训日期：_____　　天气情况：_____

学生姓名：_____　　班级：_____　　学号：_____

指导教师：_____　　实训成绩：_____

——

任务：_____

一、工作目标

二、工作前准备

1. 工作环境

地点：_____　　温度：_____　　相对湿度：_____

其他特殊要求：

2. 试剂名称、规格

3. 仪器名称、规格型号

4. 注意事项

三、工作依据

四、装置图

以上内容要求进入实训室前完成

五、工作步骤及记录

时间	操作步骤	现象和解释

时间	操作步骤	现象和解释

六、工作后思考

附录3 ▶ 药物鉴别类实训报告

药用基础化学实训报告

实训日期：_____　　天气情况：_____

学生姓名：_____　　班级：_____　　学号：_____

指导教师：_____　　实训成绩：_____

任务：_____

一、工作目标

二、工作前准备

1. 工作环境

地点：_____　　温度：_____　　相对湿度：_____

其他特殊要求：

2. 试剂名称、规格

3. 仪器名称、规格型号

以上内容要求进入实训室前完成

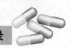

三、工作步骤及记录

操作步骤(含装置图)	现象	结论

操作步骤（含装置图）	现象	结论

四、工作后思考

参考文献

1. 苗凤琴,于世林.分析化学实验.北京:化学工业出版社,2009
2. 谢庆娟,杨其绛.分析化学实践指导.北京:人民卫生出版社,2009
3. 国家药典委员会.中华人民共和国药典(2010 年版 2 部).北京:中国医药科技出版社,2010
4. 邬瑞斌.有机化学.第 2 版.北京:科学出版社,2010
5. 陈有华,雷和稳,韩忠霄,等.无机及分析化学.第 2 版.北京:化学工业出版社,2010
6. 由京周,李桂银.药物分析与检验技术.武汉:华中科技大学出版社,2011
7. 黄一石,辛述元.无机及分析化学实验.第 2 版.北京:化学工业出版社,2011
8. 段益琴.有机化学与实验操作技术(项目化教程).北京:化学工业出版社,2013
9. 刘斌,陈任宏.有机化学.第 2 版.北京:人民卫生出版社,2013
10. 王淑美.分析化学实验.北京:中国中医药出版社,2013

图书在版编目(CIP)数据

药用基础化学实训指导/周淑琴主编. —上海:复旦大学出版社,2014.8
ISBN 978-7-309-10880-4

Ⅰ. 药… Ⅱ. 周… Ⅲ. 药物化学-高等职业教育-教学参考资料 Ⅳ. R914

中国版本图书馆 CIP 数据核字(2014)第 166130 号

药用基础化学实训指导
周淑琴 主编
责任编辑/魏 岚

复旦大学出版社有限公司出版发行
上海市国权路 579 号   邮编:200433
网址:fupnet@ fudanpress. com http://www. fudanpress. com
门市零售:86-21-65642857   团体订购:86-21-65118853
外埠邮购:86-21-65109143
上海春秋印刷厂

开本 787 × 1092 1/16 印张 9.5 字数 220 千
2014 年 8 月第 1 版第 1 次印刷

ISBN 978-7-309-10880-4/R · 1405
定价:28.00 元